待望の感染防御法，発見！！！
免疫力アップの最強アミノ酸！

グルタミン

お手軽簡単，おやつ感覚でただ飲むだけ！
この１冊で今日からあなたも健康生活！

柿﨑裕彦

愛知医科大学教授，医師，医学博士

はじめに

　みなさん、グルタミンってご存知ですか？えっ、いつも料理で使っているって？ちがいます、違います。あれは味の素®。グルタミン酸ナトリウムのことです。うまみ成分。作用的にはグルタミンとは全く違った働きをしています。でも名前は似ていますね。そう、グルタミン酸ナトリウムとグルタミンって、形は似ていて、その構造の端っこにナトリウムがついているかアミノ基（アンモニアから水素を1個とったもの）がついているかだけの違いです。しかし、この2つは似ても似つかない作用をもった物質なんです。

　「免疫力アップ〜」とうたった本はたくさん出版されています。しかし、どの本をみても「わざと？」と思えるくらい、グルタミンを記載している本はありません。ここで皆さんに宣言します。グルタミンこそが免疫力アップの決定版です！なぜなら、グルタミンは免疫の主力となる白血球の唯一のエネルギー源だからです。ガソリンで動く自動車にはガソリンを入れなければ走りませんね。それと同じです。他の「免疫力アップ〜」の方法は、例えるならば、エンジンオイルを交換してあげるようなイメージです。グルタミンこそが免疫力アップの主役なのです！

　グルタミンは、免疫力アップの最強アミノ酸であるばかりでなく、他にも、腸の機能アップ、筋力アップ、老化を遅らせる作用、若返り効果、にこにこ作用、ダイエット効果など、さまざまな素晴らしい働きがあります。まるで魔法のような物質ですね。もともと体の中にある物質なので、体に問題のない方であれば、副作用はないと言ってもいいくらいです。

実は私、グルタミン愛好歴25年になります。ウェイトトレーニングをしているので、最初は筋力アップの目的でのんでいました。しかし、グルタミンをのみ始めてから、驚くことに、どんなに激しいトレーニングをしても風邪をひかなくなったんです。ちょっとしんどいなと思った時や、のどが痛いなと思ったときに大さじ1杯のグルタミンをのんでから寝ると、翌朝には体調はいつもどおりに戻っていて、のどの痛みも改善しているんです。グルタミンの免疫力向上効果には素晴らしい実績があるのです！

　現在、読者のみなさんはコロナウイルスの蔓延によって、戦々恐々とした日々を送っておられることと思います。ただ、感染というものは、人の免疫力よりもウイルスの感染力が勝った場合に成立するものです。これからは、手洗い、うがい、マスク、に加えて、「免疫力アップの最強アミノ酸－グルタミン」を加えましょう。コロナウイルスの感染を軽減できる可能性のあるグルタミンをのんで、ウイルスに対抗できる体力をつけましょう！

　本書では、グルタミンによる免疫力アップ・健康増進をさらに効果的にするため、グルタミンに関連するさまざまな健康法についても詳しく解説しました。どれも簡単にできるものばかりです。読者のみなさんが本書をもとに、免疫力アップ・健康増進をはかり、少しでも世の中が明るくなればいいな、と願っております。

　なお、本書は、第1章から順番にではなく、第2章から読み始めて第1章に戻って頂いても構いません。「免疫力アップの最強アミノ酸－グルタミン」の意味が実感できると思います。

第1章. グルタミンって何？？？

I. グルタミン、グルタミン酸、グルタミン酸ナトリウム、グルコサミン？？？

　みなさん、「グルタミン」って言葉、聞いたことはありますか？「はじめに」でも触れましたが、グルタミン酸ナトリウム、すなわち、味の素®として、聞き覚えのある言葉だと思います。しかし、グルタミンとグルタミン酸、グルタミン酸ナトリウムは、名前は似ていても全く違った物質なんです。

１．グルタミン酸は脳の神経伝達の役割、グルタミン酸ナトリウムはうまみ成分、グルコサミンは全く別の物質

　グルタミン酸は、脳での神経伝達に役立っている物質です。グルタミン酸ナトリウムは、グルタミン酸にナトリウムがくっついたもので、グルタミン酸の酸っぱさがとれて、うまみ成分となったものです。

　グルコサミンは、ブドウ糖にアミノ基（アンモニアから水素を1個とったもの）がくっついた物質です。グルコサミンはもう1つ別の種類の糖とくっついてひとまとまりとなり、これがたくさん繰り返しくっついてムコ多糖（グリコサミノグリカン）を作ります。ムコ多糖は、関節軟骨や関節内の潤滑液の構成成分となっているように、体内で合成されています。ただ、この合成能力は老化で衰えていきます。グルコサミンを補給することによって、軟骨の磨り減りを抑え、関節の動きを滑らかにし、関節痛を改善する効果があるとされ、サプリメントとしてのまれていますが、その効果は？？？？？です。

２．グルタミンの効果：免疫力アップ、腸の機能アップ、筋力アップ、老化を遅らせる作用、若返り効果、にこにこ作用、ダイエット効果

ではグルタミンとは、どんな物質なのでしょうか？グルタミンは、人体に最も豊富に含まれる遊離アミノ酸です。体重 70 kg の人で 70～80g のグルタミンが体に含まれています。血液中の遊離アミノ酸の 20％、筋肉の中では実に、遊離アミノ酸の 40～60％を占めます。

　構造上、グルタミンはグルタミン酸の酸の部分にアミノ基がくっついているだけです。しかし、グルタミンの効果は、グルタミン酸やグルタミン酸ナトリウムとは全く違って、免疫力アップ、腸の機能アップ、筋力アップ、老化を遅らせる作用、若返り効果、にこにこ作用、ダイエット効果など、多岐にわたり一言では言い尽くせません。まるで魔法のような物質ですね。

II.　グルタミンはどんな種類のアミノ酸？？？

　グルタミンもグルタミン酸もグルタミン酸ナトリウムも、全てアミノ酸です。アミノ酸とは、タンパク質が消化・分解されてできたもので、体の 20％を占めます。ひと口にアミノ酸と言っても、非常にたくさんの種類がありますが、大まかに 2 つのグループに分けることができます。必須アミノ酸と非必須アミノ酸です。

1．必須アミノ酸、非必須アミノ酸って何？？？

　必須アミノ酸とは自分の体の中では合成できず、必ず食事から摂取しなければならないアミノ酸で、9 種類あります。一方、非必須アミノ酸は体の中で十分な量を合成できるアミノ酸で、おおざっぱにいえば、食事であまり量をとらなくても問題がないアミノ酸です。11 種類あります。でも、食事をとった時、ある特定のアミノ酸だけが不足することは少ないんですけどね。アミノ酸には約 80 種類が知られてい

ますが、タンパク質を構成するアミノ酸はこれら 20 種類だけです。

2．アミノ酸スコアーって何？？？

　アミノ酸に関して 1 つ覚えておいてほしいのは、「アミノ酸スコアー」という考え方です。アミノ酸スコアーとは、食品の中に含まれる必須アミノ酸の比率を数値で表したものです。100 点が最高で、アミノ酸スコアー100 の食品にはバランスよく必須アミノ酸が含まれています。アミノ酸スコアー100 の食品は、肉類、魚、乳製品、たまごなどの動物性食品と納豆であり、アミノ酸スコアーが 100 以下の食品は、米、小麦、アーモンド等、植物性食品があげられます。アミノ酸スコアーが 100 以下の食品は、9 つの必須アミノ酸うちどれかが不足して、タンパク質の合成には不利です。例えば、スコアー80 の食品があるとすると、どれかのアミノ酸が 80 しか含まれておらず、他の 100 含まれているアミノ酸もそれに合わせてしかタンパク質の合成に使えないので、20 の部分が無駄になってしまうわけです

　で、アミノ酸スコアー100 の食品だけ食べましょう、という気は毛頭ありません。肉類、魚、乳製品、たまご、納豆だけをとっていたら、栄養が偏ってしまいますよね。アミノ酸スコアーの低い食品であっても、いろいろな食品を組み合わせることによって、互いの不足分を補い、スコアーの上昇が見込めます。ビタミンやミネラルの観点からもバランスのよい食事を心がけましょう。ベタな結論ですいませんでございます。

3．グルタミンは非必須アミノ酸？？？

　さて、話を元に戻しましょう。実はこの本の主題のグルタミン、以前は非必須アミノ酸に分類されていました。グルタミンは筋肉を分解

して体内で作ることができるからです。筋肉が分解して出てくるグルタミンは3通りのパターンで生成・放出されます。1つめは、もともと筋細胞の中に含まれていたグルタミンが放出された場合、2つめは、筋肉を作っているタンパク質が分解された際、グルタミンが一緒にできた場合、3つめは、筋細胞が他のアミノ酸からグルタミンを作る場合。この3つめが最大です。

しかし、ここで非必須アミノ酸の定義「体の中で十分な量を合成できるアミノ酸」ということを思い返してみましょう。キーは「十分な量」です。

4. グルタミンは必須アミノ酸となることがある ＝ 条件下必須アミノ酸

これ、どういうことなのでしょうか？グルタミンは筋肉を分解して体内で作ることができるし、筋肉はたくさんあるでしょ？でも、この分解のシステムでいつも十分な量のグルタミンが作れるわけではないのです。

ストレスがかかった状態を想像してみて下さい。発熱、病気、過度のダイエット、手術後、外傷後などの時です。体が熱っぽく、だるくなりますよね。この時、白血球が大活躍しているのですが、何と、白血球のメインのエネルギー源がグルタミンなのです。白血球は、男女とも $1mm^3$ の範囲に4000～9000個くらいが含まれていますが、ストレスがかかった状態では、10000個以上も含まれるようになります。たくさんのエネルギー、すなわち、グルタミンを消費しそうな感じがしますよね。

ふだんであれば十分に足りていたグルタミンも、このような状況下

では筋肉の分解だけでは不足してしまうのです。そこで、食事として摂取する必要性が出てきます。これって、必須アミノ酸の定義「自分の体の中で（十分量を）合成できず、必ず食事から摂取しなければならないアミノ酸」の定義と重なりますよね。従って現在、グルタミンは「条件下必須アミノ酸」とよばれるようになりました。

III. グルタミンはアンモニアを解毒し、窒素の運搬屋さんになる
1. 体の中でのアンモニアの発生と解毒のメカニズム

　タンパク質が分解されるとアミノ酸になり、そのアミノ酸が分解された時にアンモニアができてしまいます。蜂に刺されたとき、男の子ならおしっこをひっかけませんでしたか？これは、尿の中に含まれる微量のアンモニアの効果を狙ったものです。でも全く効かないんですけどね。蜂刺されの痛みはハチ毒などによるもので、アンモニアは効きません。アリ（蟻）にはギ酸（蟻酸）という物質があって、酸性であるギ酸にはアルカリ性である尿（アンモニア）をかけて中和すればいいと考えられてきたわけです。

　さて、このアンモニア、実は体にとってすごく毒性が強い物質なんです。アンモニアは肝臓で代謝・解毒され、腎臓から尿に含めて排出されます。しかし、肝臓の機能が低下した場合、この代謝・解毒が十分に行われず、アンモニアが血中に漏れだして脳に行ってしまいます。脳には血液脳関門という関所のような機能があって、ブドウ糖など少数の限られた物質しか血液から脳まで達しないようなしくみになっています。しかし何と、アンモニアはこの厳格な血液脳関門を突破して脳の中に入ることができるのです。従って通常では、有毒なアンモ

17

ニアが血液中にほとんど含まれないような代謝機能が体には備わっているのです。

２．グルタミンはアンモニアを解毒する

　グルタミンはグルタミン酸の酸の部分にアミノ基がくっついている、といいましたね。ここが重要なんです。アミノ酸の代謝過程でグルタミン酸ができることがありますが、そのグルタミン酸にアンモニアをくっつけて無毒なグルタミンを作ってしまうのです。人の体ってすごいですね。有毒なアンモニアから無害なグルタミンを作ってしまうのですから。

　脳の中にアンモニアが入ってしまったら、神経伝達物質として脳内にたくさん含まれているグルタミン酸からグルタミンを作ることによって、アンモニアを解毒してしまいます。ほんと、人の体ってすごいですね。

３．グルタミンは窒素の運搬屋さん

　アンモニアの解毒という観点からグルタミンをみてきましたが、アンモニアには窒素が含まれていて、他のアミノ酸を合成する際にこの窒素が非常に大切な構成成分になります。アミノ酸やタンパク質の合成は体中いたるところで行われているので、グルタミンは血流にのって窒素を体中隅々まで運び、窒素の運搬屋さんとして役立っています。

IV．グルタミンの摂取のしかたは？？？

　グルタミンには、免疫力アップ、腸の機能アップ、筋力アップ、老化を遅らせる作用、若返り効果、にこにこ作用、ダイエット効果など、さまざまな素晴らしい働きがあります。では、どのように摂取すれば

よいのでしょうか？

１．グルタミンは食事からはほとんど摂取できない

　実は、このグルタミン、食事からはほとんど摂取できないのです。なぜなら、熱に弱く、調理すると簡単に分解されて壊れてしまうからです。では、生ものではどんなものに含まれているのでしょうか？肉類や魚、牛乳、たまごです。肉類は生でたべたらえらいことになってしまいますね。寄生虫がいたりしますからね。

１）食事中に含まれるグルタミンは極々微量

　魚の生といえばお刺身ですが、実はその中に含まれているグルタミンの量は非常に少なく、まぐろ 100g に 1.2g 程度です。牛乳 200cc には 0.6g くらい、生たまご１個には 0.4g くらい。これでは十分な量のグルタミンを摂取したとはいえません。

２）健康番組にだまされるな！！！

　免疫力アップと題して、グルタミンがテレビなどで取り上げられることがありました。そこでは、お刺身や牛乳、生たまごなどを食べると効果的といわれていましたが、グルタミンをほんの 1〜2g とったところで、免疫力のアップにはほど遠いものです。

　グルタミンは 1960 年代から胃潰瘍に効果があるとして内服されてきましたが、１日量 1.5〜2g を 3〜4 回に分けて服用することになっています。１日に 2g 程度のグルタミンの摂取では、胃の調子は良くなるでしょうが、そこで全てが消費されてしまうため、免疫力アップは実現不可能です。

　食品として直接的に免疫力をアップさせることができるのはグルタミンしかありません。何かを食べて免疫力がアップする場合、それ

は腸内環境が整ったとか、食事をした結果として副交感神経が優位になったとか、そういう副次的な作用によるものです。腸内環境を整えたり、副交感神経を優位にするにはそれなりの方法があるので、それらを直接的に狙って行った方が効果的です。

3） グルタミンの必要量は食事からの摂取量の 5～10 倍以上

　現在では研究が進歩し、免疫力アップのためのグルタミン必要量は、食事から摂取できる量の 5～10 倍以上であることがわかっています。

　　　食事から十分量のグルタミンを摂取できないにもかかわらず、体はどのようにしてグルタミンを得ているのでしょうか？
後で詳しく述べますか、必須アミノ酸である分岐鎖アミノ酸を分解してグルタミンを作っているのです。分岐鎖アミノ酸は食事から摂取するタンパク質の約 20％に含まれており、かなり多い量です。また、筋肉は分岐鎖アミノ酸をたくさん含んでいるため、筋肉を分解することによってもグルタミンを作ることができます。

　ふだんであれば、食事からのタンパク質の摂取や筋肉の分解によって体は十分量のグルタミンを作ることができます。アミノ酸スコアー100 の食品、すなわち、動物性タンパク質や納豆をふだんから多めに食べておけば、通常は免疫力もアップして、健康的に生活できるということです。

　しかし、ケガや病気、外科手術の後など、異常なストレスのかかった状況下ではこれらだけでは不足してしまいます。従って、このような状況ではグルタミンを直接的に摂取しなければ体はグルタミン不足に陥ってしまい、免疫力が低下したりなど、様々な不都合なことが起こることになります。ここで思い出してください。必須アミノ酸の

定義「自分の体の中で（十分量を）合成できず、必ず食事から摂取しなければならないアミノ酸」です。従って、ストレスのかかった状況下ではグルタミンは必須アミノ酸になるため、外部から直接的にグルタミンを摂取しなければならないのです。では、どのようにしてグルタミンを摂取したらよいのでしょうか？

２．グルタミンは直接的にはサプリメントから摂取する

答えはサプリメントとしてです。

　悲しいことにグルタミンはスーパーでは売っていません。。。購入はデパートやインターネット経由、フィットネスクラブ、トレーニングジムで、ということになります。もともと世界の主なグルタミンは、日本の味の素（株）が製造していて、各業者がそれを購入して詰め替えて売っていました。現在では様々なメーカーが製造しているようですが、日本が誇るべきアミノ酸・グルタミンを日本人がのまない手はありません。

３．グルタミンの摂取は１日２〜３回に分けてトータル７〜10g からスタート

　では、グルタミンはどのように摂取したらよいのでしょうか？胃潰瘍の薬としては、１日量 1.5〜2g を３〜４回に分けてのむということになっていますが、それでは、免疫力アップ、腸の機能アップ、筋力アップ、老化を遅らせる作用、若返り効果、にこにこ作用、ダイエット効果には全く足りません。どのくらいのむと危険か、という限界量はわかっていないのですが、肝臓や腎臓に異常がなければ、１日量７〜10g くらいからスタートして、あとは体調をみながら、という感じになるかと思います。小さじですりきりより少し多いくらいが 3.5g な

ので、朝・夕食後、ないしは、朝・昼・夕食後が基本になります。体調が悪いな、と思った時はグルタミンの必要量が増加している状態なので、さらに追加で小さじ1杯のみます。ウェイトトレーニング後は小さじで2〜3杯を追加でのみます。体格によって、適宜、増減は可能です。私の場合は、体重が100 kgくらいあって、ウェイトトレーニングもしているので、通常では毎日20gはのんでいます。定期的に肝機能、腎機能を採血でみていますが、特に問題は起こっていません。

4．グルタミンをのむときの注意点：必ず水と一緒に食後に

　グルタミンをのむときの注意点ですが、必ず水と一緒にのみます。グルタミンは熱に弱く、熱ですぐに分解されてしまうため、お湯やそのほかの温かいものと一緒にのんではいけません。せっかくのグルタミンが無駄になってしまいます。また、グルタミンは酸にも弱いので、空腹時にのむことも避けた方が無難です。強力な酸である胃酸に分解されてしまうので、食後に水と一緒にのむ、というのがグルタミンの正しいのみ方です。ウェイトトレーニング後も以上の観点から、グルタミン単独ではなく、プロテインと一緒にのんだ方が胃酸による分解を避けることができ、お勧めです。

　また、一般に手に入るグルタミン・サプリメントは、グルタミンが単体として含まれているものです。このような形のグルタミンは、その2/3が胃や腸で使われてしまい、血液中に吸収される量が限られてきます。従って、血液中にある白血球や筋肉細胞に届くものはわずかになってしまいます。他のアミノ酸やタンパク質と一緒にとるとこのようなロスを防ぐことができます。すなわち、グルタミン・サプリメントは、空腹時にはのまないで、必ず、食後にのむようにします。ウ

ェイトトレーニング後の摂取方法として、プロテインと一緒にのんだ
方がよい、と書きましたが、これはのんだグルタミンがうまく筋肉に
届くためという理由もあります。分技鎖アミノ酸は筋肉の合成促進・
分解抑制という作用をもちますが、この分岐鎖アミノ酸と一緒にのむ
ことも、グルタミンとの相乗効果を狙うことができて有用です。

5. 便秘がちの人は食物繊維や水分を多くとろう

　なお、グルタミンには腸管からの水分の吸収を亢進する作用もあり、
下痢気味の人には非常に有効ですが、便秘がちの人は要注意です。こ
のような人は食物繊維や水分を多くるといった対策が必要です。

　私の場合はグルタミンのお蔭でおなかの調子がよく、お通じが非常
にいい感じです。要は人それぞれかもしれません。

第2章．グルタミンで免疫力アップ

I. 私が免疫力アップでグルタミンに注目したワケ

そもそも、私は何故、免疫力アップでグルタミンに注目したのでしょうか？この理由をお話したいと思います。

1．ウェイトトレーニングを専門的に始めた大学 4 回生の 3 月以降のはなし

私がウェイトトレーニングをしていることは先に書いた通りですが、ウェイトトレーニングを競技として行うパワーリフティングを始めたのは大学 4 回生の 3 月（1994 年 3 月）でした。医学部の定期試験というのはそれはそれはハードで、4 回生の 2 月に、病理学、薬理学、細菌学、ウイルス学、公衆衛生学、環境衛生学、法医学という、医学部らしい！という試験が一気に行われました。それまでもぼちぼちトレーニングはしていたのですが、こんな感じのしんどい試験が定期的にやってくるので、そのたびに中断、ということを 4 年間繰り返していました。そんなこんなで、たいした体にもならず、力もつきませんでした。

この試験のあと、臨床医学、すなわち、大学病院での勉強が始まったのですが、なんと、試験が 6 回生の 10 月までなかったのです。そこで千載一遇のチャンスとばかり、本格的にトレーニングを開始しました。週に 3〜4 回はジムに行っていたと思います。ベンチプレスといって、ベンチに寝てバーベルを上げる種目を主に行っていたのですが、記録は順調に伸び、始めた時には 100kg も上がらなかったのが、年末には 180 kg も上がるようになっていました。

2．ウェイトトレーニングのやりすぎで肺炎になり、入院。。。

いいことづくめな感じで書いてきましたが、翌年2月に行われた全日本ベンチプレス選手権では失格してしまい、そこは若気の至り、焦りに焦って、追い込むトレーニングを始めてしまいました。1か月もたったころ、その日もかなりハードなトレーニングを行って帰宅しました。体は熱っぽくてだるく、食事をして早めに寝ましたが、夜中には39度台の熱が出て、寒気で顎ががたがた震え、汗もとめどなく出るような悲惨な状況でした。翌朝、病院を受診すると、何と「肺炎」の診断。即、入院となりました。1週間ほどの入院で無事、退院となりましたが、自分は体力がないのだなあ、とつくづく感じました。ちなみに、ここでいう体力とは「防衛体力」で、免疫系の強さのことをいいます。一方、筋力や持久力など、我々が一般にいう体力のことを専門的には「行動体力」といって区別しています。

　その後、再び、トレーニングを開始しましたが、防衛体力がないことを実感していたので、そんなに激しいことはせず、ぼちぼちという感じでやっていました。

3．グルタミンとの出会い

　その頃、防衛体力をどうにかして向上できないものか、と考えていました。世の中には「免疫抑制剤」なるものはたくさんあります。ステロイドや抗ガン剤、そして、そのものズバリの免疫抑制剤。しかし、当時、「免疫増強剤」なるものは寡聞にして聞いたことがありませんでした。そこで「免疫増強剤」のようなものはないかと図書館へ通い、栄養学や薬理学の文献を調べる日々が始まりました。今のようなインターネットのない時代です。なかなか骨が折れましたが、みつけました！「グルタミン」！しかも単なるアミノ酸。ドーピングにも引っか

25

からないし、アミノ酸だから安そう。これが私がグルタミンとはじめて出あった瞬間でした。

４．グルタミンとの付き合い 25 年

グルタミンと出会ってから、分量や回数など、試行錯誤が続きましたが、その後、トレーニングの強度を上げていっても全く体調を崩さなくなりました。風邪もひかなくなりました。筋肉のつき方や記録の伸びも順調でした。その時以来、このグルタミンを愛用し、かれこれ 25 年、大病もせずにやってきました。30 歳になる少し前にはベンチプレスの日本記録を出すことができ、また、日本選手権で優勝したりと、グルタミンがなければ到底なしえなかったことを実現することができました。ありがとう、グルタミン！グルタミン以外にも多数の方々のサポートも得ました。ありがとう、みんな！

II. 免疫力アップの仕組み－グルタミンは白血球の栄養源

さて、長々と私とグルタミンとのなれそめを書いてきましたが、ここからが本番。グルタミンが、なぜ「免疫力アップの最強アミノ酸」といわれるのか、その秘密に迫りたいと思います。

１．そもそも免疫って何なん？？？

そもそも免疫とは何なんでしょうか？要は、外来からの危険を回避するために体に備わった防衛機構で、このお蔭で我々は健やかに生きることができるのです。

お城を例に考えてみましょう。お堀、これは防護服とか無菌室とか、人間の知恵によってつくられた防護ですね。最近の新型コロナウイルスの報道で、お医者さんや看護師さんが宇宙服みたいな服を着ていま

す。あれ、第1級に大切な防護です。マスクもこの部類に入るでしょう。大坂の陣で、堀を失った豊臣方がどのような末路をたどったかを考えるとわかりやすいでしょう。

　次に、お城の本丸が人に相当すると考えてみましょう。まずは、石垣。外敵がお城に来れないようにします。これは皮膚と同じです。物理的に体を防護します。胃腸も厳密には体の外部になるので、これも皮膚と同じく、外敵の侵入を防ぎます。鼻水とかたんも同様な働きをしています。

　次に、もしも外敵が本丸に入ってきた場合はどうでしょうか。飛び道具を使ったり、刀や素手で防戦したり、罠を作っておいたりしますね。体も同じように外敵を排除します。飛び道具はBリンパ球からの抗体で、これを外敵に向けて発射し、仕留めます。刀や素手での防戦はマクロファージや好中球、ナチュラルキラー細胞という強力な白血球系細胞が担当し、外敵を食ってその細胞の中で分解してしまいます。

　罠とはどんな感じでしょうか？落とし穴を掘っておいたり、迷路をつくっておいて一網打尽にするとか。人の場合では、例えば、風邪をひくと喉が痛くなる、あれです。扁桃腺。実はあれ、白血球の集まりで、入ってきた外敵をとらえて殺してしまいます。もう1つ、腸の粘膜の後に白血球の一団がいて、腸の粘膜を突き抜けてきた細菌などの外敵を一網打尽にしてしまいます。

　我々は、免疫機構によって体の健康が保たれているのです。

2．年をとってゆくと、免疫力の余力は減ってゆく

　このような免疫機構がいつも完全に働けばいうことはありません。ストレスがかかると免疫力は弱くなってしまうので、なるべくストレ

スをかけないような生活を心がける必要があります。えっ！それがストレスの素！？愛嬌、愛嬌。

　さて、冗談はさておき、年齢と免疫力の関係は非常に重要です。この項のタイトルに示した通り、年をとると免疫力の余力は低下してゆきます。あえて「余力」と書いたのには理由があります。若い人も高齢者も普段の生活では十分な免疫力を発揮して生活しています。このレベルを1としましょう。高齢者では免疫力の総力が若い人よりも低下しているので、若い人の総免疫力を3、高齢者では1.8と仮定します。余力でいうと、若い人は2、高齢者は0.8ということになります。また、生理的余力、すなわち、それ以上の負荷がかかれば死んでしまうというレベルは、医療のお蔭でもう少し高くなっているので、若い人では3.5、高齢者では2.1と仮定します。余力は、若い人で2.5、高齢者で1.1ということになります。

　ここで＋1.0相当の外敵がやってきたとします。若い人では余力が2あるので十分に対抗できますが、高齢者では0.8しかありません。0.2負けています。生理的余力の範囲内には入っています。どうなるのでしょうか？そう、病気になってしまいます。時間をかけて新たな免疫ができて治る場合もありますが、この程度であれば、早急に医療の力を借りて治療してしまえば大事に至ることは多くはありません。

　確かなデータはないのですが、グルタミンは0.2程度の免疫力の余力を増加させるのではないかと考えています。すなわち、＋1.0相当の外敵がやってきたとしても、余力が1.0（0.8＋0.2）になっているので、ふつうなら病気になるところが病気にならないですむということです。これがグルタミンを摂取する意義です。0.2は高齢者でいうと

余力の 25%にもなります。すごいことだと思いませんか。

　さてここで、がんの話をしましょう。人間の体の中では、実に 1 日 5000 個ものがん細胞ができています。こんなにも多くのがん細胞ができても通常の免疫力があれば、完全に退治されてしまいます。がんが若い人に少なく、高齢者に多いのは、免疫力が高齢者の方が弱っているため、一部のがん細胞を除去できないことによります。自らの免疫力によるがん細胞を排除する力が「がん」発生のカギなのです。

　話を戻します。外敵の力があまりも強く、＋1.5 くらいの力をもっていたらどうでしょうか？若い人でもこのくらいになると、ちょっと体調が悪いな、という感じになるレベルです。高齢者では、生理的余力も越えたレベルになるので、命にかかわる状態になってしまいます。外敵、すなわち、ウイルスや細菌などの感染が人間にとって致命的になるのは、人間側の免疫力の低下も無視できない要因です。最近の新型コロナウイルスで高齢者の方が重症化しやすい傾向にあるのは、まさに免疫力の低下に負うところが大きいわけです。

　「さっきから高齢者とか年とかいうけど、若い人だって新型コロナウイルスに感染しているじゃないか！」という声が聞こえてきそうです。確かにおっしゃる通りです。これは、若者の中にも免疫力に個人差があるためです。白血球数の正常値は、1 マイクロリットルあたり 3000〜9000 個くらいです。1 マイクロリットルは 1 辺が 1mm の箱の大きさ・量です。正常値は人口の 95%が入るような感じで決定されているので、正常値といってもかなりのばらつきがあることがわかります。夜更かしや不摂生、過度の飲酒をしていれば免疫力は下がるので、このことも関係しています。免疫力があまり強くない若者もいる

ということです。

３．感染って何なん？？？？獲得免疫と自然免疫って何？？？

１）感染って何なん？？？

　感染とは、ウイルスや細菌などの外敵が体の中で免疫に打ち勝って増殖が可能になった状態のことをいいます。単にウイルスや細菌などが体の中に入っただけでは感染とはいいません。あくまでも、免疫に打ち勝って増殖が可能とならなければ感染は成立しないのです。

２）２種類の免疫機構：獲得免疫と自然免疫

　「丈夫な体を作って感染に打ち勝とう！」なんてよくいいますね。でも、これってどういう意味なんでしょうか？丈夫な体＝高い防衛体力＝高い免疫力。従って、免疫力を上げておけば、ウイルスや細菌などの外敵に打ち勝つことができる可能性が大きくなります。

　白血球にはいろいろな種類があって、異物と認識すれば何でもやっつけてしまうマクロファージや好中球、ナチュラルキラー細胞のようなものや、あいつだけは許せない！といって特定の外敵だけをターゲットとするリンパ球のようなものもあります。

　リンパ球はある外敵に一度出会うと、「嫌い！腹が立つ！」という強烈に悪い印象を自らに植え付けます。その外敵にはじめて出会った時には好き放題され、やられるがままなのですが、その恨みを晴らすべく、来るべき時のために準備を整えておくのです。このような免疫機構を獲得免疫といいます。但し、この準備には少々時間がかかり、最低でも１週間、最強になるには３〜４週間を要します。しかし、２回目にその外敵が来たときはお礼参りの如く、ぼこぼこにやっつけてしまいます。新型コロナよ、次に会った時はぼこぼこじゃけ〜のお。覚

悟しとけや！これが獲得免疫の本質です。

　不特定の異物を何でもやっつけてしまうマクロファージや好中球、ナチュラルキラー細胞は前線の兵隊さんを思い浮かべるとわかりやすいと思います。これは生れつき自然に備わっていた免疫機構なので自然免疫といいます。

３）新型コロナウイルスに対しては、自然免疫を高めろ！！！

　新型コロナウイルスは、新型だけあってリンパ球はこれを特定の外敵とみなすことができませんでした。すなわち、獲得免疫ができていなかったわけです。そこで前線に配置された白血球が頑張るのですが、ここでもちこたえられたら新型コロナウイルスの感染は成立しません。つまり、新型コロナウイルスの感染の如何は、自然免疫の強さにかかっているわけです。マスクや手洗いなどによってウイルスを体内に入れないことが最も重要ですが、自然免疫を高めてウイルスの感染を成立させないことも非常に重要です。では、自然免疫を高めるにはどうしたらよいのでしょうか？そうです、もうおわかりでしょう。自然免疫を高める最強のアミノ酸「グルタミン」をのめばいいのです！

４．グルタミンは白血球の栄養源

　グルタミンが関与する免疫機構は白血球においてです。グルタミンは白血球の栄養源になるので、グルタミンが不足した状態では白血球がうまく働かず、免疫力が低下してしまいます。すなわち、ウイルスや細菌に感染しやすい状況になるわけです。しかし、グルタミンが十分量存在する状況にあれば、白血球が元気をとり戻し、免疫力もアップ、効率的にウイルスや細菌などの外敵、または自身の中に生じたがん細胞を排除することができます。具体的には、リンパ球から放出さ

れる抗体の数が増加し、異物を食べる白血球もその力を増し、貪欲に異物を食べることができようになります。

５．グルタミンがなぜ白血球の栄養源に？ 脳の栄養源＝ブドウ糖との競合防止

１）脳の栄養源はブドウ糖

　人間が人間らしく生きるために、まず第一に大切な臓器、それは脳です。脳は全ての臓器の指揮者のようなもので、脳細胞の数は、1000億～2000億個もあります。それらの細胞全てがブドウ糖を唯一の栄養源としているのですから、相当のエネルギーを使うのも道理です。

２）白血球の数は 400 億個、小腸の細胞の数は数兆個：エネルギー源はグルタミン

　では、白血球は体の中にどれくらいあるのでしょうか？血液の量は体重の 1/13 といわれています。従って、体重が 65 kgの人の場合で 5kg≒5 リットルになります。白血球が 1 マイクロ・リットル（＝1/100 万ミリ・リットル）の中に 8000 個含まれているとすると、5 リットルは 5000 ミリリットルなので、400 億個の白血球が体の中に含まれることになります。その他、小腸の細胞もグルタミンを第一のエネルギー源として使っています。全長 6～7m、総面積は 200m^2 もある臓器の中には、何兆個もの細胞があるといわれています。体全体の細胞の数がおよそ 60 兆個といわれているので、比率的にもかなりの数といえます。

３）競合防止 ⇒ グルタミン：白血球や腸の栄養源、ブドウ糖：脳の栄養源

　白血球や小腸の細胞が、エネルギー源としてブドウ糖を使ったとし

たらどうなるでしょうか？脳はきっと栄養失調になってまともに働けなくなるでしょう。特に大昔の人は食べ物が十分にない環境で生活していたので、脳が栄養源とするブドウ糖の意味は、現代の比ではなかったろうと思われます。栄養の吸収や免疫を司る小腸の機能も、生命の維持にとってはとても重要です。両者を合わせた細胞の数は脳を軽く凌駕してしまいます。白血球や小腸の細胞が栄養源をグルタミンとしていることは人間が生きてゆく上で、非常に合理的なのです。

　ちなみに肝臓や腎臓は代謝が活発で、ブドウ糖を主なエネルギー源として使いますが、グルタミンを代謝する過程でエネルギーを得ることができるので、グルタミンもエネルギー源として利用しています。

６．グルタミンは唯一の「直接的免疫力増強食品」

１）免疫抑制剤はたくさんあるが。。。

　医療を行っていると、常に「免疫抑制」ということに頭を悩ませます。免疫抑制剤の代表格であるステロイド剤は、医療では日常茶飯事の如く使います。私の専門とする眼科でも、眼内や眼球後方の眼窩（がんか）という部位の炎症に対して、ステロイド剤の内服や点滴治療をしばしば行います。免疫抑制を起こさせる薬剤には、この他にも抗がん剤やそのものズバリの免疫抑制剤もあります。

　免疫増強剤に関しては、最近では治療薬として様々な製品が開発されてきました。しかし、これらの薬剤は白血球全体を総合的に元気づけるようなものではなくて、ある特定の部分の免疫力を上げるだけです。これらによって難病に悩む人がたくさん救われてきましたが、これは治療であって、ふだんから免疫力をアップさせて健康を維持しておこうという類のものではありません。一般的に気軽に利用できるも

のでもありません。

２）唯一の「直接的免疫力増強食品」グルタミン

しかし、グルタミンこそが、この「一般的に気軽に利用できるような免疫増強剤」なのです。作用は直接的であり、食品という強みもあります。しかも、非必須アミノ酸といわれていた時代があったように、体の中にすでにあり、肝臓や腎臓に異常がない限り、副作用はほとんどありません。しかし、熱に弱いという性質から、食事としてはなかなか外部からの摂取が難しかったため、一般に浸透してこなかったのが実情でしょう。サプリメントとしてよりも食事として摂りたい。これも人情でしょうが、グルタミンは、食事からの十分量の摂取が事実上、不可能な食品なので、ここは割り切ってサプリメントとして摂取して頂きたいと思います。

３）グルタミン・サプリメント：価格は月々1000円ちょっと

グルタミンの価格は 1kg で 3000 円～5000 円くらいです。1 日 10g の摂取としてもこれで 3 か月はもつ計算です。月々1000 円ちょっとで、免疫力アップ！これを見逃す手はありません。

スーパーでは売っていませんが、デパート、インターネット経由、フィットネスクラブ、トレーニングジムでお求めください。

７．グルタミン摂取とステロイド治療を同時に行う場合、肝機能を定期的にチェック

私は患者さんにステロイド治療を行う場合に、免疫力の向上や後で述べる筋肉の崩壊抑制を目的として、グルタミンの摂取を勧めています。しかし、ステロイド治療によって肝機能が悪化することがあるので、グルタミンを安全に摂取してもらうためには、肝機能異常に気を

つけなくてはなりません。従って、ステロイド治療とグルタミン摂取を一緒に行う場合、定期的に採血を行い、肝機能をチェックする必要があります。

８．グルタミンは自己免疫疾患にも有効

さてさて、ここで頭のさえている読者のみなさんは「あれ？」っと疑問に思ったかもしれません。免疫抑制＝炎症を抑える治療＝白血球の活動を弱める治療、という図式があるからです。そこに免疫力増強のためにグルタミンを摂取する？おかしいですね。でも、ここはしっかりと整合性がとれているのです。実は、グルタミンには、自己免疫疾患のような免疫が活性化し過ぎた状態を抑える働きがあるのです。

１）自己免疫疾患って何？？？

自己免疫疾患とは、免疫力が強くなりすぎて、自分の特定の臓器を攻撃・破壊してしまう一連の疾患のことをいいます。全身性エリテマトーデス、慢性関節リウマチ、バセドウ病、橋本病、多発性筋炎、皮膚筋炎などがあります。

２）サイトカインって何？　その働きは？

免疫抑制剤によって自己免疫疾患をコントロールすることは可能です。しかし、この場合、白血球から放出されたサイトカインという物質について注意することが必要です。サイトカインとは細胞、特に白血球から放出される化学物質のことで、さまざまな生体反応を引きおこします。サイトカインは炎症のある部位に免疫細胞を呼び寄せ、その場に集まった免疫細胞を増殖させたり、活動させやすくして、炎症部位の治癒や修復をコントロールします。従って、適量のサイトカインは生体にとって非常に有利に働きます。

しかし、サイトカインが多すぎると、その反応性の強烈さから、ターゲットとなった臓器を破壊してしまいます。あるサイトカインは白血球に働きかけ、別のサイトカインを放出させる働きがあるので、サイトカインの反応は雪崩のように連続し、炎症の悪循環に陥ってしまいます。免疫抑制剤によって自己免疫疾患をコントロールすることはできますが、この場合でもサイトカインの産生量が増加しているので、何らかの対策が必要です。そこでグルタミンの出番です。

３）グルタミンは、グルタチオンの合成を介して過剰なサイトカイン合成を抑える

　グルタミンは、グルタチオンという物質の合成を促進して、過剰な量のサイトカインの合成を抑制する働きがあります。

　グルタチオン。グルタミンと名前が似ていますね。当然です。グルタミンが原材料になっているのですから。グルタチオンは、組織傷害を引きおこす活性型酸素を中和して無毒化する作用があります。活性型酸素は細胞の膜を破壊して、遺伝情報物質である DNA を損傷します。その結果、動脈硬化、がん、白内障、関節炎などの病気や、老化現象にも関与します。たばこを吸っている人は年齢よりも老けてみえることが多くないですか？これはたばこによって吸入される活性型酸素のような有毒な物質が体に作用するためです。禁煙は老化の予防にもなりますよ！

９．新型コロナウイルスの重症化を抑制する可能性

　新型コロナウイルスの患者が重症化するメカニズムとして、自己免疫疾患のような過剰な免疫反応が考えられています。現段階では IL-6 というサイトカインが過剰に分泌され、症状を悪化させてしまうよ

うです。

　グルタミンは自然免疫を高めて、感染を阻止、また、感染したとしても症状を抑える可能性がありますが、肺炎などの重症化を抑制する可能性も考えられます。グルタミンは、グルタチオンの合成を介して過剰な量のサイトカインの合成を抑える働きがあるためです。

　あとでマイオカインという、筋肉から分泌されるホルモン様の物質について述べますが、実はIL-6、最もはじめにみつかったマイオカインでもあります。一過性の運動によって血液中の IL-6 の濃度は急激に上がり、安静時に比べて 100 倍にもなることがあります。運動後は速やかに元に戻りますが、継続的な運動を行うと安静時の IL-6 の血液濃度は低下します。従って、運動によって IL-6 に対するある程度の適応ができる可能性が考えられます。おそらくこの適応は、グルタミンから合成されたグルタチオンを介して行われるのでしょう。

　免疫を高めたり、過剰にならないように抑えたり、グルタミンは多様な作用をもっていますが、要は、免疫を適当な範囲におさめる賢い物質、と考えれば納得がゆきます。体には、自律神経機能やホルモン濃度などがある一定の範囲におさまるような機能が備わっていますが、グルタミンは免疫においてこのような機能を発揮しているのです。

１０．運動選手は風邪をひきやすい？　グルタミン摂取で風邪しらず
１）運動選手は風邪をひきやすい：過度の運動＝大きなストレス

　運動選手は風邪をひきやすいことが知られています。運動選手は一見、健康そうにみえますが、過度の運動は体にとって非常に大きなストレスになります。私が肺炎になって入院した話、あれも過度のトレーニングがたたってのことでした。適度の運動はストレス解消や免疫

力アップにつながることが知られていますが、過ぎたるは及ばざるがごとし、やりすぎは何でもダメなのです。

２）ストレスは、免疫抑制作用のある副腎皮質ホルモンの分泌アップ

　過度の運動は体にとって非常に大きなストレスになる、といいましたが、この状態では、免疫抑制作用のある副腎皮質ホルモンが多量に分泌されます。このホルモン、実は先ほどから何回も言っているステロイドの一種、というよりも代表的なステロイドなのです。

　なんだかステロイドホルモンは免疫を下げる悪玉の親分のようにみえてしまいます。しかし、この副腎皮質ホルモン、生命維持にとっては必要不可欠で、最も重要なホルモンなのです。従って、ストレスがかかって、生体が危機的状況になると分泌が増加するわけです。

３）副腎皮質ホルモンは脳を生かす究極のホルモン

　さてここで、血糖値を上げるホルモンの話をします。この種のホルモンには４種類あって、それらは、成長ホルモン、グルカゴン、アドレナリン、副腎皮質ホルモンです。

　人が朽ち果ててゆくとき、すなわち、死に向かってゆく時、これらのホルモンは順に分泌が止まってゆきます。

　死に行くときに成長する必要はないですね。そこでまず、成長ホルモンの分泌が停止します。

　次はグルカゴンです。これは膵臓から分泌されるホルモンですが、血糖値を下げるインスリンとワンセットで考えると、この状況で血糖値を下げるホルモンとリンクする必要などなく、これも次第に分泌が止まってゆきます。

　さて、次はアドレナリンです。これは体を興奮させて頭が冴える状

態にもってゆき、同時に血糖値も上げるホルモンですが、死にゆく途上ではは疲れ果て、アドレナリンに反応しにくくなります。そこで心臓が止まりかけた時、強心剤としてアドレナリンを注射することになるのです。

　最後まで出続けるのが副腎皮質ホルモンです。このホルモンの本質は、体のあらゆる部位を犠牲にしてでも脳にブドウ糖を送ろうとすることです。従って、白血球の活性を落としてグルタミンの使用量を減少させ、そのグルタミンを肝臓でブドウ糖を作るための原料にします。また、筋肉を分解してグルタミン酸を作り、これを肝臓に送って、同様にブドウ糖を作ったりもします。

４）免疫抑制作用は副腎皮質ホルモンの副作用：グルタミンを摂取して白血球を活動的にし、筋肉の崩壊を防ごう

　副腎皮質ホルモンによる免疫力の低下や筋肉の崩壊は、外部からグルタミンを摂取することによって抑えることができます。筋肉が分解される時、まずはグルタミン酸ができてきますが、このグルタミン酸の供給を外から摂取したグルタミン由来のグルタミン酸に置き換えることによって、筋肉の崩壊を防ぐことができるのです。

　従って、過度の運動によって大きなストレスがかかった運動選手がグルタミンを摂取すると、免疫力が維持・向上し、筋肉も崩壊を免れ、逆に筋力アップに結び付きます。

　実際に私も、グルタミンを摂取するようになって体調を崩すことなく、風邪もひかなくなりましたし、筋力アップにも効果があり、大幅に記録が伸びました。運動選手にはグルタミン。　今やこれは常識！

１１．免疫力アップ＋α

ストレスがかかると、自律神経のうち交感神経が優位になります。これに連動して副腎皮質ホルモンが分泌されます。一方、ストレスから解放されると、穏やかな気持ちになり、自律神経のうち副交感神経が優位になります。このような状態では、副腎皮質ホルモンの分泌が減少し、免疫力がアップします。以下に述べる免疫力アップ＋αの項目は、副交感神経を優位にする行動ともいえます。こういう観点で見ると、冬は体温を上げるために交感神経優位な状態が続くので、副交感神経優位の夏場よりも免疫力は低いのかもしれません。

１）心の平穏

　この状態、最高ですね。ノーストレス。副腎皮質ホルモンの出番は全くありません。神様へのお祈り、神社参拝、寺院巡りというのはこういうことなんですね。

２）適度の運動

　ストレスが解消されるくらいの適度の運動は免疫力を上げることが知られています。私の場合、今もウェイトトレーニングをしていますが、「ぼちぼち」を合言葉にやっています。もうマスターズの50歳代に入ったので、けがをしない、ストレスをかけない、こんなことを考えながら日々、トレーニングしています。もちろん、免疫力向上、筋力アップのためにグルタミンはのんでいます。

３）笑い・ニコニコ

　笑い・ニコニコは免疫力を向上させることが知られています。私が大学生だった頃、よしもとがそんな実験をして、ニュースになっていた記憶があります。笑い・ニコニコは「幸せホルモン」ともよばれるセロトニンの分泌も活性化させます。笑う門には福来る！笑う門には

コロナ来ず！

４）泣く

　実は、これもいいらしいのです。怒って泣いても意味はないですが、映画などをみて感動して涙が出てきた時、副交感神経が優位になっていることがわかっています。泣ける映画なら何でもいいようです。「寅さんシリーズ」はいい感じですよね。本木雅弘さん主演の「おくりびと」なんか如何でしょうか？野坂昭如さん原作の「火垂るの墓」はちょっとしんどいかな？

５）まんが

　上に書いた「お笑い」と同じようにみえますが、日本が世界に誇る、もう文化と言ってもいいくらいのものなので、ここで取り上げました。感動的で思わず、お涙頂戴のようなまんがもあるので、「泣く」という要素も合わせもったのが「まんが」といえるかもしれません。麻生太郎副総理、今こそここで、まんがのアピールをしてください！

　私がお勧めしたいまんがは、何と言ってもはるき悦巳さん原作の「じゃりん子チエ」。チエちゃんのけなげに生きる姿が、思わずお涙頂戴なのですが、チエちゃんの父親のテツを取り巻く人間関係の面白さは、思わず、腹筋がつってしまうくらいです。

　あと１つは「ダンベル何キロ持てる？」です。2016 年初版のまんがですが、最近ではアニメにもなっています。女の子たちの筋トレ・ダイエットコメディーで、結構、笑えます。しかし、出てくる女の子たちが健気にトレーニングする姿は感動ものです。このまんが、面白いだけでなくて、筋トレやそれにまつわる知識などもおさえてあるので、これから筋トレ始めよっかな？って思っている人にはお勧めです。

第3章. グルタミンで腸も健康

I. グルタミンは、小腸粘膜では第1のエネルギー源、大腸粘膜では第2のエネルギー源

さて、この章ではグルタミンと腸の関係についてみてゆきましょう。タイトルに示したとおり、グルタミンは小腸粘膜では第1のエネルギー源、大腸粘膜では第2のエネルギー源になります。食事から摂取されるグルタミンの2/3は小腸で吸収・消費され、残りの1/3が血液中に入ってゆきます。大腸にまで届くグルタミンは数%にすぎません。また、動脈血中にあるグルタミンは、その1/4〜1/3が小腸で使われます。腸は何兆個もの細胞でできています。腸は大量にエネルギーを消費するので、脳がエネルギー源として使うブドウ糖と競合しないことは非常に合理的です。

グルタミンは、大腸粘膜では第2のエネルギー源となっていますが、第1のエネルギー源としてブドウ糖を使っているわけではありません。これも非常にうまくできていて、大腸が使う第1のエネルギー源は、腸内細菌が作る短鎖脂肪酸です。いわば、小腸で吸収されなかった食物繊維などのカスが、腸内細菌のおかげでうまくエネルギー源に変換された、と考えればいいでしょう。この短鎖脂肪酸中に酪酸という物質があって、この酪酸が大腸の粘膜細胞のエネルギー源の60〜80%を占めています。酪酸は善玉菌の酪酸菌によってつくられます。

大腸粘膜でエネルギー源として使われるグルタミンは、小腸で吸収されなかったものや血液中に含まれているものを使う程度ですが、それらは粘膜細胞で使われるわけではなく、大腸粘膜にところどころみられるリンパ濾胞（ろほう）で使われます。リンパ濾胞は白血球のか

たまりで、大腸における腸管免疫系の主力として働いています。腸管免疫系はあとで詳しく説明します。

　大腸の粘膜細胞は非常に多くの細胞からできており、それ自体が消費するエネルギーもかなりのものです。従って、脳や小腸と競合しないエネルギー源の短鎖脂肪酸・酪酸を第1のエネルギー源としていることは非常に理にかなっています。

II. 腸管での免疫のしくみ

　グルタミンと腸の関係が分かったところで、腸管での免疫の仕組みをみてゆきましょう。

1. 腸管系も皮膚と同じく、外敵を防御する機構をもっている

　小腸の長さは6〜7m、大腸は1.5mほどあります。腸管系は、口から順に食道、胃、十二指腸、小腸、大腸、そして最後に肛門に至ります。よく考えてみると、これって、体の外ですよね。口と肛門をとおして外界に通じています。従って、外界から侵入してくる外敵を排除する機構を発達させる必要がありました。

　腸管と同じく外界に接している皮膚ですが、これは角質や数層の表皮細胞により、体表面に強固な防壁を形成しています。一方、腸の粘膜はおおざっぱにいえば1層の粘膜上皮細胞と粘液に覆われているだけで、はなはだ心もとなくみえます。しかし、しっかりと免疫系を発達させて、外敵を防御する機構をもっています。

2. 粘膜上皮細胞は、吸収細胞、粘液細胞、M細胞からできている

　1層の粘膜上皮細胞と粘液、と書きましたが、粘膜上皮細胞は食物を吸収する吸収細胞と粘液を分泌する粘液細胞、そして、免疫に関係

する M 細胞の 3 種類からできています。

　吸収細胞は文字通り、消化された食物を吸収する細胞です。

　粘液細胞は粘液を分泌して、外敵が粘膜上皮細胞に届かないように防御しています。小腸では粘膜細胞の 10％、大腸では 20％が粘液細胞です。少量の粘液分泌では意味がないので、非常に多量の粘液が分泌されていて、その量は 1 日に数リットルから 10 リットルにも及びます。これだけではまだ心もとないので、粘液の中に殺菌作用のある物質を含ませて効率を上げています。このようにして分泌された粘液は捉えた外敵を殺菌しながら便といっしょに肛門から排出されます。

　さて、M 細胞って何でしょうか？これは英語で microfold（ひだ）とか membrane（粘膜）とかいう単語の頭文字をとってつけられた名前です。腸にある特殊な細胞、という意味で考えてもらったらいいと思います。この M 細胞の下には、リンパ濾胞といわれる白血球の集団がいます。M 細胞は粘液を突破してきた外敵を捉えてその下のリンパ濾胞に渡して処理してもらい、リンパ濾胞では同時に獲得免疫を作る作業にも入り、同じ外敵を次回は即座に排除できるよう、抗体を作って準備しておきます。

３．腸の免疫系について

１）腸管免疫系

　粘膜上皮や粘液という物理的・化学的バリアーのほか、腸には腸管免疫系という特殊な免疫系が発達しています。上で述べた、M 細胞やリンパ濾胞などがそれです。免疫系には他に、脾臓（ひぞう）や末梢リンパ節を中心とする全身免疫系が発達していますが、腸管免疫系は全身免疫系とは異なる独自の免疫系を発達させており、全末梢リンパ

球の実に 60〜70%が集積しています。

　リンパ濾胞が複数集まったものを集合リンパ小節といいます。通常、直径が 2〜3mm の円盤状構造をしており、別名、パイエル板と呼ばれたりします。このような集合リンパ小節は小腸に多くみられ、特に小腸の末端部には短径 1〜3cm、長径 2〜10cm にも及ぶ非常に大きなものもみられます。大腸にも集合リンパ小節はありますが、大腸の下部で主にみられます。大腸ではむしろ単一のリンパ濾胞がみられることが多いようです。

２）腸内細菌と腸管免疫系

　大腸が正常に機能するには、短鎖脂肪酸・酪酸は非常に重要ですが、さらに、大腸の中に住んでいる腸内細菌が健康でなければなりません。実は、腸内細菌が正常であるからこそ、腸管免疫系が正常に働くことがわかっています。腸内には多種多様の細菌が生息しており、その数、実に、3 万種類、1000 兆個以上といわれています。量としては 2kg にもなります。また、腸内細菌は、ビタミン B1、B2、B6、B12、パントテン酸、ナイアシン、ビオチン、ビタミン K、葉酸などのビタミン類を合成して、宿主である人との良好な共生関係を築いています。

　もしも腸内細菌がいなかったらどうなるのでしょうか？無菌動物を使った実験では、集合リンパ小節が小さくなり、単一のリンパ濾胞の発達も傷害されます。抗体の産生も低下し、粘膜上皮の入れ替わりも少なくなって、上皮に傷ができても修復されにくくなります。従って、外敵の侵入に非常に弱くなり、簡単に死んでしまいます。腸内細菌からの刺激があればこそ、正常な腸管免疫系が発達するのです。

　しかし、ある種の腸内細菌だけが増殖してしまった場合、それがが

んの発生につながることもあります。いわゆる、悪玉菌っていわれる
やつです。従って、そのようにならないために、腸内環境を整え、腸
内細菌を正常な構成にしておく必要があります。

3）大腸の免疫力は小腸に比べて弱い？？？

　ただ、小腸と大腸ではその内部の構造や酸素の濃度が異なってい
るので、小腸にいる細菌の種類や数と大腸にいる細菌の種類や数は
だいぶんと違っています。大腸に住んでいる細菌の数は小腸に住ん
でいる細菌の数の 10 万〜100 万倍といわれており、圧倒的に多いた
め、腸内細菌と腸管免疫系の関係は小腸と大腸で異なるようです。

　小腸に比べて大腸では、免疫を弱くしてもらっている可能性があ
ります。大腸において腸内細菌は、酢酸や酪酸を作ったり、数々の
ビタミンを作ったりなど、宿主である人に対して小腸と比べてかな
り有益な働きをしています。また、自らも増えすぎず、また、悪玉
菌が増えないようにして、正常な腸内環境を整えています。

4）腸内環境を整えて、免疫力アップ

（1）食物繊維の摂取は善玉菌や日和見菌を増やして病気予防になる

　食物繊維は小腸で消化・吸収されなかった、いわばカスなのですが、
これは水分を大腸に引き寄せるため、便秘の予防になります。

　便秘がなぜいけないかというと、お腹が張って苦しいとか、気分が
すぐれないとか、そういう直接的な作用もありますが、便が長らく腸
の中に滞留することによって悪玉菌が増殖し、大腸がんの発生につな
がることがあるためです。悪玉菌は病気の引き金になる菌で、大腸が
んだけでなく、肥満、糖尿病、動脈硬化症、炎症性腸疾患などの発生、
悪化と密接な関係があります。

食物繊維をたくさん摂ると悪玉菌の増殖が抑えられ、逆に善玉菌が増えて大腸がんなどの病気にかかりにくくなります。腸内細菌は乳児の時にはほぼ100％が善玉菌なのですが、離乳食を食べ始める頃から種類が変わってゆき、だんだんと善玉菌の比率が低下して成人になる頃には10〜20％くらいしかいなくなってしまいます。50〜60歳あたりからさらに善玉菌が少なくなってきて、1％台になることもあるほどです。腸内環境を整えるには、食物繊維をたくさん摂って、善玉菌を増やすことが大切です。

　しかし、悲しいことに、現代の日本人は戦前に比べて食物繊維の摂取量が半分に減っています。みなさん、もっとたくさんの野菜や豆を食べて、食物繊維の摂取量を増やしましょう！

　ところで最近では、日和見菌も注目されています。成人での善玉菌の比率は10〜20％くらいと述べましたが、残りのすべてが悪玉菌かというとそうではないのです。その大半は日和見菌で、善玉菌が優位の時には善玉菌に加担し、悪玉菌が優位の時には悪玉菌に加担するというなんとも日和ったやつらです。まあ、選挙で言うところの「無党派層」みたいなものですかね。選挙で勝つには如何に無党派層を取り込むか、より良い腸内環境を作るには如何に日和見菌を善玉側に取り込むか、まあ、こんな感じです。日和見菌の大半は土に住んでいる土壌菌なので、土の中にある野菜、土から生えている野菜、まあ、野菜ですね、これらを生で食べると効率よく土壌菌を摂取できます。また、これらの野菜類からの食物繊維は善玉菌のえさになって、善玉菌が優位な腸内環境になってゆくので、日和ったやつらも同調してゆくので好都合です。もちろん日和見菌も食物繊

維をえさにして元気になるので、善玉菌応援団としてさらにパワー
アップしてゆきます。

（２）善玉菌の代表－ビフィズス菌、乳酸菌、酪酸菌

　善玉菌にはビフィズス菌や乳酸菌、酪酸菌などが含まれます。その
中で酪酸菌は、短鎖脂肪酸である酪酸を作り、大腸の粘膜細胞の第1
の栄養源を供給したり、粘膜上皮細胞の異常な増殖を抑えたり、初期
のがん細胞を死滅させたり、など、実にさまざまな善玉な作用をもっ
ています。

　ビフィズス菌や乳酸菌は、みなさん、ご存じですね。同じように並
べていますが、その割合は全然違っていて、ビフィズス菌が 99.9%、
乳酸菌はたったの 0.1%しかいません。ビフィズス菌は酸素が嫌いな
ので、酸素がほとんどない大腸に住んでいて乳酸や短鎖脂肪酸である
酢酸を作ります。乳酸菌はその名のとおり乳酸だけを作ります。作ら
れた乳酸は他の腸内細菌によって速やかに酢酸や酪酸などの短鎖脂
肪酸、炭酸ガス、水素、メタンなどに代謝されてゆきます。ちなみに
酢酸は腸内で最も多く作られる短鎖脂肪酸ですが、これは腸内を弱酸
性に保つことによって、悪玉菌の繁殖を抑制しています。

（３）善玉菌はさまざまな有益な作用をもつ

　善玉菌は、免疫への刺激、感染防御、消化吸収の補助、血中コレ
ステロールの低下、ビタミンの合成など、健康維持や老化防止など
にとても役立つ菌です。また、後で述べる幸せホルモンのセロトニ
ンや快楽物質のドーパミンの産生にも関与します。しかし、善玉菌
が減って病気の引き金になる悪玉菌が増えてしまうと、善玉菌はそ
の威力を発揮できなくなります。すなわち、免疫力が低下して感染

しやすくなったり、栄養素の消化吸収が悪くなったり、その他、血中コレステロールの増加、ビタミン合成の不良からくるビタミン不足などが生じてきます。セロトニンやドーパミンの働きが弱くなれば、気分が冴えなくなったり、イライラしたり、やる気がなくなったりもします。悪玉菌の影響から体を守り、健康な体を維持するためには善玉菌を増やさなくてはなりません。

（4）腸内細菌にとって食物繊維は重要な栄養源

　先ほど、食物繊維は小腸で消化・吸収されなかった、いわばカス、と言いました。しかし、腸内細菌にとって食物繊維は重要な栄養源であり、しかも、その分解産物は人の栄養源としても役立っているのです。食物繊維は、大腸内の腸内細菌が嫌気発酵することによって、一部が酢酸や酪酸のような短鎖脂肪酸に変換され、エネルギー源として吸収されるようになります。ただ、ブドウ糖のような高いエネルギー産生効率ではなく、その半分以下の効率でしかありません。

（5）腸内細菌はダイエットにとってかけがえのない助っ人

　腸内細菌は、食物繊維を分解することによって、酢酸や酪酸のような短鎖脂肪酸を作ります。この短鎖脂肪酸がダイエットのキーになるのです。「脂肪」酸が作られるのにダイエットのキー？なんだか変な感じですが、でもこの短鎖脂肪酸、すごい働きをするんです。

　全身の細胞にはこの短鎖脂肪酸の濃度を感知するセンサーがありますが、短鎖脂肪酸が増えると脂肪細胞だけがインスリンの感受性を低下させます。どういうことかというと、インスリンは脂肪細胞の中にエネルギーをためる方向にはたらくホルモンで、インスリンが多いとエネルギーが使われなくなって太ってしまいます。短鎖脂肪酸はこ

ういう働きを阻害して、脂肪細胞がどんどん脂肪を分解してエネルギーを使って、痩せてゆく方向にもってゆくのです。逆に、筋肉や肝臓ではインスリンの感受性が上昇し、ブドウ糖などのエネルギーの素がどんどん取り込まれて、エネルギーがどんどん消費されます。また、インスリンは筋細胞でのタンパク質の合成を促進、すなわち、筋肉を作る作用のあるホルモンなので、筋トレを行っていれば効率的に筋肉をつけることができます。要は、短鎖脂肪酸の量が多いと、筋肉量を維持、増加させながら、脂肪をどんどん燃やしてやせることができるということです。ダイエットのキーは、野菜や豆類などの食物繊維を多く食べること。このことを理解しておく必要があります。

　では、野菜や豆類などの食物繊維をあまりとらず、腸内環境が悪くなっている場合はどうでしょうか？短鎖脂肪酸のできる量が少なくなるため、脂肪細胞のインスリン感受性が上昇し、脂肪が脂肪細胞に蓄積されてゆくので、太りやすくなってしまいます。

（6）腸内細菌の量は便の量に比例する

　最近、腸内洗浄とか宿便をはがすとか、大々的に宣伝されています。でも、これらって、実は「腸内細菌の大虐殺」なんです！自らの意志で自らを不健康にして。。。それらの人も腸内細菌も、お気の毒としか言いようがありません。

　さて、便ってどんな組成でできているか知っていますか？大まかには、水分60％、腸内細菌とその死骸20％、腸粘膜細胞の死骸15％、食べ物のカス5％、のような感じになっています。すなわち、固形成分の半分は腸内細菌でできているのです。便の量が多いということは、たくさん食べたとかではなく、腸内細菌がそれだけ増えている、とい

うことを示しています。腸内細菌は便の量を多くして腸にたまった有害物や不要物を排出してくれる働きもあります。そんな腸内細菌を腸内洗浄とか宿便をはがすとかいって殺してしまうなんて。。。

　便の量が多い＝腸内細菌の量が多いと述べました。しかし、ゆゆしきことに、一人当たりの便の量は戦前の半分に減っています。若い女性はもっと少なくなっているといわれています。便の量が少ない＝腸内細菌の量が少ない＝短鎖脂肪酸が少ない＝太りやすい。。。食物繊維をとって腸内環境を整えることはダイエットの王道です。便の量が少なかったら腸内細菌の量が少ないんだな、と思ってください。一説によると、ばなな3本分が健康的な人の便の量とのこと。がんばって腸内細菌を増やして、健康的にダイエットしましょう！

（7）食物繊維の主力：セルロース

　食物繊維の大部分はセルロースが占め、これは野菜などの植物細胞の一番外側にある細胞壁を形成しています。セルロースは炭水化物の一種なのですが、実は、植物を構成する物質の1/3を占め、地球上で最も多く存在する炭水化物です。

　実はこのセルロース、ふつうのブドウ糖と構造がほとんど同じなのです。っていうか、セルロースも分解されるとブドウ糖になるのです。えっ、どういうこと？という声が聞こえてきそうですが、要は、人間にも人種があったり、というような話です。いわゆる、ブドウ糖にも、種類があるわけです。普通のブドウ糖はα-ブドウ糖と呼ばれ、これがたくさんくっついてできたのが「でんぷん」です。米や芋ですね。一方、セルロースはβ-ブドウ糖がたくさんくっついてできたものです。ただ、立体構造が違っていて、セルロースはシート状、でんぷんは立

体的にらせん状になっています。セルロースは細胞壁、すなわち、壁を作るくらいだからシート状なんですね。一方、でんぷんは立体的ならせん状構造なので、米や芋のように固まって丸っこくなれるのです。

　しかし人は、セルロースを分解する酵素をもっていないため、自身では消化・吸収できません。でも、そこはよくできたもの。腸内細菌のお蔭でセルロースをはじめとした食物繊維のほとんどが分解でき、人にも利用可能になるのです。

5）どうやって善玉菌を増やすの？？？日和見菌を増やすには？？？

　善玉菌を増やす方法には大きく分けて2通りあります。善玉菌を直接摂取する方法と、腸内にもともといる善玉菌を増やす食品をとる方法です。

　善玉菌を直接摂取する場合、ヨーグルト、乳酸菌飲料、漬物などを摂取します。これらはビフィズス菌や乳酸菌を含むものですが、特にぬか漬けには酪酸菌が豊富に含まれています。ただし、これら外来の善玉菌は腸内にある程度の期間は存在しても定着することはないので、毎日続けて摂取しなくてはなりません。よくいわれるように、バランスのよい食事を心がけることです。サプリメントでの摂取もいいかもしれません。

　腸内にもともといる善玉菌を増やす食品はオリゴ糖や食物繊維なので、善玉菌を増やしたい場合には、これらを含む食品である野菜類、果物類、納豆などの豆類を摂取することになります。これは同時に日和見菌を増やすことにもなります。これらの食品は、大腸まで消化・吸収されることなく到達するので、腸内にもともといた善玉菌や日和見菌にとって有用な栄養素を優先的に与えて数を増やす

わけです。日和見菌は土壌菌なので、土壌菌がたくさんついている生野菜はお得です。納豆菌も土壌菌の一種なので、納豆を毎日食べることもおすすめです。

　その他、腸内細菌を増やす上で気を付けなくてはならないことは、水道水を飲まないことです。水道水に含まれる塩素によって、腸内細菌がダメージを受けて減ってしまうためです。

　また、お酒の飲みすぎも腸内細菌にダメージを与え、その数を減らしてしまいます。便秘の原因になったりします。飲酒すると寝つきがよくなるようなイメージがありますが、正常な睡眠パターンを壊してしまうため、快眠が得られなくなります。アルコールによる脱水も快眠を妨げる要因です。一説によるとお酒を飲むとその種類にかかわらず、その４倍の水分が失われるといいます。お酒を飲むときには水分の摂取も忘れずに。「お酒１合、水１合」。最低でも確保したいものです。

　グルタミンの話とはだいぶんとずれてしまった感がありますが、あくまでもグルタミンの話から派生してきたことです。みなさんの健康増進には不可欠な話でした。

III. グルタミンは腸管を維持・修復する

１．グルタミンは腸管メンテナンスの主役

　グルタミンは、腸管を健康的に維持・修復するために必要不可欠な物質です。例えば、食事をとらない場合を考えてみましょう。食事をとらないと、食物を消化することによって粘膜細胞が受けていた刺激がなくなり、また、グルタミンの供給がストップするので、腸の粘膜

細胞は萎縮し、薄っぺらくなってしまいます。その結果、腸の粘膜細胞のバリアーが弱くなり、細菌が腸粘膜を貫いて侵入したり、腸の粘膜がはげたり、かいようができたりします。

　グルタミンはこのような状態を予防したり、改善したりします。グルタミンが胃かいようの治療薬として用いられていることは前述の通りです。グルタミンが十分に胃腸の栄養源になっている場合、腸の細胞は厚く立派になり、バリアー機能をアップさせて細菌の侵入を阻止し、粘膜は脱落することなく、かいようはできようがない、とても健康な状態になっています。

２．入院してずっと寝ていると、ご飯を食べていても筋肉はおちる

　実は、私、左膝の軟骨を痛めてしまって、3週間、手術で入院しました。30歳でトレーニングを止めてから17年間、バーベルを一切、握らなかったのですが、47歳になってからトレーニングを再開し、そこそこ筋肉はついていたので、入院によってどのくらい筋肉が落ちるのか実験してみました。実験なのでグルタミンはなしです。

１）筋肉は使わなければおちてゆく

　筋肉は使わなければ落ちてゆきます。これを廃用性萎縮といいます。高齢の方が病気になった時「寝たままにしてたらあかん」とよくいいますよね。すぐに歩けなくなってしまうのです。私の父は人生の最晩年を2年間、ベッドの上で過ごしました。若いころは青梅マラソンに出たりなど、かなり活動的な父でしたが、棒のように細くなってしまった脚（あし）をみるにつけ、いつも涙が出る思いでした。さすってあげると気持ちよさそうにしていたのを思い出します。

　入院の時の話に戻りましょう。ご飯は3食、おいしく頂きました。

左膝を手術した後なので、当然、左膝に体重をかけることはできません。1 週間くらいたったところで、両側の松葉杖を使えるようになりました。入院は 3 週間で、退院時にふくらはぎの部分の周囲の長さを測ってみたら、なんと、手術した左の方が 5cm も細くなっていました。松葉杖がとれたのが手術してから 1 か月ちょっと経った頃で、術後 6 か月ほどたった時でも、手術した左側が 2cm 細い状態でした。病的に一度落ちた筋肉はなかなか回復しないものだなあ、としみじみと思います。

2）筋肉はグルタミンの供給源になっている

　では、なぜ、これほどまでに筋肉が落ちてしまったのでしょうか。先ほど述べた廃用性萎縮も 1 つの原因です。もう 1 つ知っておいて頂きたいのは、筋肉が分解されてグルタミンができる、ということです。筋肉からつくられるグルタミンの量は 1 日に 30g といわれています。入院中、ご飯は 3 食、おいしく頂きましたが、病院食なのでグルタミンが入っているような生ものはほとんどありませんでした。タンパク質の量も、必要とするだけのグルタミンを作れるほど多くなかったのでしょう。朝に出る 200ml の牛乳だけが唯一、グルタミンを含んでいる食品でしたが、それでもグルタミンは 0.6g。こんな少量では全身のグルタミンの需要に応えることはできません。従って、このような時には筋肉を分解して、グルタミン作って体中に供給するのです。

　入院中、ご飯は 3 食、おいしく頂きました。ということは、腸の方は機能万全に働いて、栄養素としてのグルタミンをどんどん消費していたわけです。その他、膝の手術後、ということもあって手術後の炎症反応で白血球の活性が上がり、こちらの方もグルタミンを大量に消

費した可能性も考えられます。

　グルタミンは1日に30gほど筋肉から作られるわけですから、グルタミンを1日30gくらいとっていれば、このような萎縮はかなり抑えられたのではないかと思っています。筋肉とグルタミンの関係はまた後でお話することにします。

第4章. グルタミンで筋力アップ

つい今しがた、「筋肉はグルタミンの供給源になっている」と書きました。血液中の遊離アミノ酸のうち、せいぜい 20％しか含まれていないグルタミンですが、筋肉の中では、なんと 60％も占めているのです。しかも、量としてみると実際の差はもっと大きく、筋肉の中のグルタミンの量は血液中のグルタミンの量の実に 30 倍も多くなっています。この章では、筋肉との関連でグルタミンをみてゆきましょう。

I. 筋肉に関する簡単なまとめ

私たちの体には 3 つの異なった筋肉があります。平滑筋、心筋、そして骨格筋です。

平滑筋は主に腸管や目に含まれていて、自分の意志ではその収縮をコントロールできません。自律神経によって制御されていて、自動的に調節されています。

心筋は、その名の通り、心臓の筋肉で、心臓から血液を押し出す働きがあります。これも平滑筋と同じように、自律神経によってコントロールされていて、自動的に調節されています。心筋は「横紋筋」といって、顕微鏡で見ると、横方向にたくさんのしましま（すじ）がみられます。平滑筋ではこのようなしましまがみられないので、平滑筋という名前で呼ばれています。

骨格筋は、関節をまたいで連結させ、関節が動くようにするのが主な役割です。目を動かす筋肉や顔の表情を作る筋肉は、関節を動かすわけではないのですが、同じ構造の筋肉なので骨格筋と呼ばれます。骨格筋は平滑筋や心筋と違って、自分の意志で動かすことができます。平滑筋や心筋はせいぜい体重の 2％程度の重量なのですが、骨格筋は

40%ほどあります。個人個人の筋肉の量は、遺伝、性、運動、健康状態によって変わってきます。

II. 筋肉におけるグルタミンの役割
1. 筋細胞はグルタミンの貯蔵庫であり、血液中にグルタミンを供給する

　筋細胞内には、遊離の状態で存在しているグルタミンがかなりあって、筋細胞内の全遊離アミノ酸の60%を占めます。それは実に、血液中の遊離グルタミンの30倍にもなります。

　なぜこのような偏りがあるかというと、筋細胞は体のグルタミンの貯蔵庫になっていて、体がグルタミンを必要とするときにすぐに放出できるようにしてあるからです。グルタミンは血液中に供給されると、エネルギー源になったり、新たなタンパク質を合成する材料になったり、他のアミノ酸に変換されたりします。従って、これらの要求が高まれば、筋細胞内から血液中にグルタミンが放出されるわけです。

　血液中の遊離グルタミン濃度と筋細胞中の遊離グルタミン濃度は、常に一定の比になっているわけではありません。あくまでも、筋細胞中の遊離グルタミンは血液中の遊離グルタミン濃度を上げるために、その貯蔵庫となっているのです。すなわち、血液中の遊離グルタミン濃度がちょうどよい場合、筋細胞中の遊離グルタミン濃度は低いかもしれないし、高いかもしれません。大きな外科手術や外傷、熱傷などの時には、血液中の遊離グルタミン濃度を維持するように、筋細胞中の遊離グルタミン濃度は低下しています。血液中の遊離グルタミン濃度が低くなっている場合、例えば、長期間の絶食などの時には、筋細

胞中の遊離グルタミン濃度は必ず低下しています。

　ではこのグルタミン、筋細胞の中でどのような仕組みによって高濃度で含まれるようになるのでしょうか？

２．筋細胞の分解、その抑制とグルタミン

１）筋細胞が分解されてグルタミンが合成される

　先ほど、私の入院経験を述べましたが、それはそれは、脚の筋肉が随分と減ってしまったものです。３食おいしくご飯を頂いたので、当然、胃腸はグルタミンを必要とし、また、手術後だったため炎症があり、白血球もグルタミンをたくさん消費していました。

　体がグルタミンを必要とする状況下では、血液中のグルタミン濃度を上げなくてはならないため、筋細胞は絶えずグルタミンを血液中に供給しています。この状況下で筋肉は、自らのタンパク質を分解してグルタミン酸を作って、そのグルタミン酸にアミノ基をくっつけて、グルタミンを供給しているのです。筋肉が減って細くなってしまうのも無理のない話です。それでもいつも需要に見合う十分量のグルタミンを作れるわけではなく、結果として、筋細胞内のグルタミン濃度が低下してしまうわけです。

　体がさほどグルタミンを必要としなくなって、筋細胞中のグルタミン濃度が正常に戻ると、筋肉のタンパク質合成も増大し、よりたくさんの筋肉を作ることができるようになります。このようにして細くなった筋肉が再び太くなってゆきます。

２）筋細胞の分解を抑えるにはグルタミン摂取が有効

　体が多くのグルタミンを必要とし、筋肉が自らを分解してグルタミンを作らなくてはならない状況の時、外部からグルタミンを補充して

やれば、筋肉の分解を抑えることができます。

　また、グルタミンを摂取した場合、2g のような少量でも成長ホルモンの分泌が促され、筋肉の合成が促進されるといわれています。

　一般に手に入るグルタミン・サプリメントは、グルタミンが単体として含まれているもので、そのままのむと、その 2/3 は胃や腸で使われてしまうため、血液中にまで届く量が限られてきます。他のアミノ酸やタンパク質と一緒にとると、このようなことを防ぐことができます。すなわち、グルタミン・サプリメントは、空腹時にはのまないで、必ず食後にのむようにするのが効果的で、腸でのロスを最小限に減らすことができます。また、次に述べる分技鎖アミノ酸のサプリメントと一緒にのむことも、分岐鎖アミノ酸の効果を利用できて有用です。分技鎖アミノ酸は、筋肉の合成促進・分解抑制の作用をもっています。

３．分岐鎖アミノ酸について

１）分岐鎖アミノ酸って何？　グルタミン合成の主力

　入院中、脚の筋肉が随分と減ってしまいましたが、その時は筋肉が分解されてグルタミンができる反応が亢進していたのですね。では、筋肉が分解されてグルタミンができる時、どんなアミノ酸が分解されているのでしょうか？それが分岐鎖アミノ酸なのです。

　分岐鎖アミノ酸はその名のとおり、その構造の末端に枝分かれ構造をもつアミノ酸です。バリン、ロイシン、イソロイシンという 3 つのアミノ酸が含まれますが、全て必須アミノ酸です。必須アミノ酸は体の中で合成できないので、必ず食事から摂取しなければなりません。

　分岐鎖アミノ酸は、食物中のタンパク質の中に含まれる量が多く、食物中の総アミノ酸の 20%、必須アミノ酸としては 50% も含まれ tei

ます。筋肉タンパク質の中では、必須アミノ酸の 35%、血液中では遊離必須アミノ酸の 40%が分岐鎖アミノ酸です。

　体の中でさまざまな生理作用を発揮するためには、分岐鎖アミノ酸は他のアミノ酸などと結合していない遊離の形でなくてはなりません。従って体の中では、血液中の分岐鎖アミノ酸の濃度を一定にするメカニズムが備わっています。

　しかし、血液中でも筋細胞中でも、生理作用を発揮できる遊離の形で存在している分岐鎖アミノ酸の量はかなり少なくて、体重 70 kg の人でも合計で 3g くらいしかありません。従って、食事として分岐鎖アミノ酸を摂取すると、一時的に血液と組織の中での濃度が上がり、いろいろな生理作用を発揮できるようになります。

２）分岐鎖アミノ酸の作用

　分岐鎖アミノ酸の作用はたくさんあり、（１）グルタミン合成（２）エネルギー源となるグルタミン酸の合成（３）筋肉の合成促進・分解抑制（４）血糖値を下げる（５）脳への吸収において必須アミノ酸トリプトファンと競合、などです。以下、それぞれについて説明してゆきます。

（１）グルタミン合成

　体の中でグルタミンが不足したという情報が筋肉に伝えられると、分岐鎖アミノ酸が分解されてグルタミンができます。そこに至るまでに、いくつかのステップを経由しているのですが、分岐鎖アミノ酸が最初に分解されてできるグルタミン酸にアミノ基が 1 個くっつけば、グルタミンのでき上がりです。

　遊離の分岐鎖アミノ酸の量は、体重 70 kg の人でも合計で 3g くらい

です。一方、筋肉からつくられるグルタミンの量は1日に30gといわれています。グルタミンは加熱で分解されてしまうので、食事から入ってくるグルタミンはほとんどありません。となると、不足分のグルタミンは筋肉を分解して作らなくてはならないことになります。

　しかし、こんな不合理なことはありません。ここで思い出してください。食事で入ってくるグルタミンはほとんどないのですが、食物に含まれるタンパク質、すなわち、アミノ酸の中では、分岐鎖アミノ酸の量が最も多く、食物中の総アミノ酸の20%、必須アミノ酸としては50%も含まれています。

　食事として分岐鎖アミノ酸を摂取していれば、一時的に血液と組織の中で遊離の分岐鎖アミノ酸の濃度が上がり、これが優先的に使われるので、筋肉を分解しなくてもグルタミンを合成することができます。やはり、人の体は合理的にできていました！

　「なんだ、グルタミンを摂取しなくても、普通の食事からで十分に間に合うじゃないか！？」という声が聞こえてきそうです。ここでもう一度、思い出して下さい。白血球の数は400億個、腸の細胞の数は数兆個。うっ、多すぎる。。。そうです。これらの細胞を生き生きと、その機能を100%発揮させるためには、遊離の分岐鎖アミノ酸からできたグルタミンの量では十分とはいえないのです。何もない健康な時だったらいいのですが、ストレスがかかって体の中のグルタミンの需要が増えた時には、より多くのグルタミンが必要となって不足してしまいます。で、筋肉が分解されてしまう。。。やはり、サプリメントとしてグルタミンを摂取しておく必要があるのです。

（２）エネルギー源となるグルタミン酸の合成

分岐鎖アミノ酸が分解されると、まずはグルタミン酸ができます。このグルタミン酸が基点となってさまざまな反応が起こるのですが、グルタミンが代謝される過程で、細胞のエネルギーが作られます。ちなみに、分岐鎖アミノ酸がグルタミン酸に分解される時にはビタミンB6 が使われるので、この反応はビタミン B6 がなければ進まないことになります。ビタミン B6、ビタミン B6、ビタミン B6、、、、。そうだ！腸内細菌が作ったビタミンだ！思い出されましたか？こんなところでも腸内細菌が役立っているのですね。腸内環境を整えておけば、体のいろいろところで役に立つわけです。

　これから先、ちょっとカタカナ物質が出てきて、頭がこんがらがるかもしれませんが、ご安心を。要は、分岐鎖アミノ酸が分解されてグルタミン酸ができて、このグルタミン酸が代謝されてエネルギーができる、と理解しておいてください。

　分岐鎖アミノ酸は、αケトグルタル酸という物質にアミノ基を渡してグルタミン酸を作り、分岐鎖アミノ酸自身は、分岐鎖αケト酸という物質になります。名前の文字を引き算してみると大体は理解できると思います。分岐鎖アミノ酸＋αケトグルタル酸　→　分岐鎖αケト酸＋グルタミン酸。αケトグルタル酸という名前から「グルタル」とい文字を抜くと、なんとなくグルタミン酸ができそうな感じですね。

　グルタミン酸と分岐鎖 α ケト酸がクエン酸回路というエネルギーを産生するベルトコンベアーみたいなところに運ばれて、エネルギーが作り出されます。

（3）筋肉の合成促進・分解抑制

　筋肉の合成促進・分解抑制という作用は、分岐鎖アミノ酸の機能の

本質といっても過言ではありません。分岐鎖アミノ酸は数々の代謝の起点となる物質であるため、それを蓄えておく倉庫のようなものが必要となります。それが筋肉なのです。

　筋肉の合成促進・分解抑制という作用は、ダイエットする時にとても大切な考え方です。ダイエットすると、やせてきれいになったり、成人病の予防になったりします。この時、筋肉をつけたり、分解を抑制しながら行うと、筋肉のお陰で代謝が上がっているので、より効果的に健康的に体重を落とすことができます。ダイエットで筋肉まで落ちてしまうと、体重は減ったけど、なんかだるいな、というようなことになりかねません。

①　筋肉の合成促進

　まずは、合成促進という点からみてゆきましょう。分岐鎖アミノ酸の中でも特にロイシンにこの効果が大きいといわれています。ロイシンは、タンパク質を作る時に関わる mTOR（エムトーアと読みます）という酵素の複合体を活性化し、直接的に筋肉の合成を促進します。mTOR という酵素には、筋肉のタンパク質の分解を抑制する働きもあります。また、ロイシンはインスリンの分泌も促すので、この効果によっても筋肉の合成が促進されます。

②　筋肉の分解抑制

　一方、筋肉の分解ですが、これにはストレスホルモンである副腎皮質ホルモンが作用します。副腎皮質ホルモンは、タンパク質を作る時に働いた mTOR という酵素の働きを抑制するため、筋肉が分解されてしまいます。分岐鎖アミノ酸はこの反応に対抗するため、筋肉の分解抑制に効果があるのです。

また、分岐鎖アミノ酸は、筋肉の合成を妨げるマイオスタチンという ホルモンを減らすことによって筋肉の分解を防ぐ効果ももっています。筋タンパク質を分解する酵素を阻害する作用もあります。

　体にはやたらめったら筋肉の分解が亢進しないようなメカニズムがあるのです。筋肉の分解を抑える基本は、食事によって十分な量のタンパク質を摂取することです。その中にはかなり多い量の分岐鎖アミノア酸が含まれているのですから。

③　筋肉の分解と運動の関係

　筋肉はブドウ糖を主なエネルギー源として使いますが、ある程度のストックがあったほうが効果的なので、ブドウ糖を数珠つなぎにして作られたグリコーゲンの形で貯蔵しています。筋肉内には通常300〜400g、肝臓の中には100g前後のグリコーゲンが貯蔵されています。ちなみに、血中のブドウ糖の量はたったの15g程度です。

　運動する時にはまず、筋肉内のグリコーゲンが分解されてできたブドウ糖が使われます。そして、筋肉内のグリコーゲンが不足してくると、血液中のブドウ糖が筋細胞内に取り込まれてゆきます。この血液中のブドウ糖は、肝臓の中に蓄えられていたグリコーゲンが分解されて補われます。グリコーゲン供給の流れは、筋肉←血液中←肝臓となります。

　筋肉内のグリコーゲンが不足してくると、筋肉も自らを分解してエネルギーを作ります。筋肉が分解されるとたくさんの種類のアミノ酸が出てきますが、その中でも分岐鎖アミノ酸が優先的に使われます。この場合、すぐには他のアミノ酸は代謝・分解されないので、運動前中後に分岐鎖アミノ酸を十分に補給してあげると、筋肉を作るための

他の材料はすでにそろっているので、運動後の筋肉の再合成が促進されます。分岐鎖アミノ酸の十分な補給が、運動後の筋肉痛や筋肉疲労の速やかに回復に役立つわけです。

運動前中後に分岐鎖アミノ酸を摂取せず、また、糖分をとらないでお腹がすいた状態が長く続くとどうなるでしょうか？筋肉から分解されたアミノ酸が代謝されてブドウ糖を作る反応が亢進してしまいます。この反応を糖新生といいますが、運動中や運動後に糖新生を起こさせないために、運動前中後には必ず分岐鎖アミノ酸やブドウ糖の摂取を行いたいものです。ちなみに、ロイシンは糖新生の材料とはならず、代謝されるとケトン体という物質になります。他の分岐鎖アミノ酸のバリンやイソロイシンは糖原性アミノ酸といって、糖新生の材料になります。

なお、運動前に5gほどの分岐鎖アミノ酸を摂取しておくと、運動中の筋肉タンパク質の分解が抑制されることがわかっています。分岐鎖アミノ酸のサプリメントを摂取すると、血液中の濃度は約30分後にピークに達し、その後、徐々に減ってきて、2時間ほどで元のレベルに戻ります。運動中や後もこのことを考慮に入れて分岐鎖アミノ酸を摂取するとよいでしょう。

④　β-ハイドロキシ-β-メチル酪酸（β-hydroxy-β-methylbutyrate：HMB）？？？

分岐鎖アミノ酸のロイシンが筋肉の合成に特に有効ということで、ロイシンの含有量を多くしたプロテインが発売されていますが、ロイシンが代謝された物質のうち、5%がβ-ハイドロキシ-β-メチル酪酸になります。この物質はロイシンのところでも話したように、タンパク

質を作る時に関わる mTOR という酵素を活性化して筋肉の合成を促進したり、また、別の経路で筋肉タンパク質の分解を抑制したりします。ロイシンよりも直接的に mTOR という酵素を活性化するので、主に筋肉合成促進のためのサプリメントとしてのまれています。

（4）血糖値を下げる

　先ほどの筋肉の合成促進のところで述べたように、分岐鎖アミノ酸、特にロイシンはインスリンの分泌も促すため、血糖値を下げるのに効果的に働きます。

　空腹が長い時、すなわち飢餓の状態を想定してみると、筋肉内の糖分であるグリコーゲンが枯渇して筋肉が分解されるため、分岐鎖アミノ酸の濃度が上がっています。すなわち、筋細胞内の分岐鎖アミノ酸の濃度が上がっている時には、ブドウ糖が血管内から筋細胞に吸収されやくなった状態といえます。

　また、このような飢餓の状態では、アミノ酸が分解されて糖が新しく作られる反応、すなわち糖新生が起こるのですが、ロイシンはインスリンの分泌を促すために、糖新生の材料にはならないのです。体ってよくできていますね。

（5）分岐鎖アミノ酸：脳への吸収において必須アミノ酸トリプトファンと競合

① 運動前や運動中に分岐鎖アミノ酸を摂取すると脳は疲れない

　トリプトファンというアミノ酸があります。これは必須アミノ酸で、セロトニンやメラトニンといった、穏やかな気持ちにしたり、毎日のリズムを作ったりする物質に代謝されます。

血液中から脳の中にトリプトファンが取り込まれる場合、関所のようなところを通らなくてはなりません。これは血液脳関門といわれていますが、トリプトファン専用の関所ではなく、分岐鎖アミノ酸も通る関所となっているので、もしも分岐鎖アミノ酸が血液中にたくさんあれば、押し合いへし合い、トリプトファンはなかなかこの関所を通ることができません。

　運動などで血液中の分岐鎖アミノ酸濃度が低下すると、血液中のトリプトファンがこの関所を通りやすくなり、脳内での濃度が上昇します。トリプトファンの代謝物質にはセロトニンがありますが、これは中枢性の疲労原因になります。すなわち、脳内にトリプトファンが多く含まれるようになるとセロトニンに代謝される量が多くなり、脳が疲れを感じてしまうわけです。

　運動によるこのような脳の疲れを軽減したり、回復を早めたりするために、運動前、運動中の分岐鎖アミノ酸の摂取が有効です。このことによって、運動中の脳の疲れが軽減されるため、気持ちよく運動することができ、運動強度が軽いかな？と感じるような良好な状態で運動することができるようなります。

　分岐鎖アミノ酸には筋肉の分解抑制効果があるので、ダイエット中に摂取することが勧められています。しかし、ダイエットの時には空腹のせいでイライラしたりしませんか？「分岐鎖アミノ酸とトリプトファンは同じ血液脳関門を通る」と述べました。すなわち、分岐鎖アミノ酸の血液内での濃度が上昇すると、脳内に取り込まれるトリプトファンの量が減り、その結果、脳内でのセロトニンの量が減ってしまいます。セロトニンは脳の疲労原因になる物資です

が、次項に述べるように「幸せホルモン」として感情や気分のコントロール、精神の安定に深く関わっています。従って、より良い精神状態でダイエットを行うためには、分岐鎖アミノ酸ばかりでなくトリプトファンの摂取も必要です。アミノ酸は粉末で飲んだ場合、30〜40分で血流にのってくるので、初めにトリプトファンを飲んで、1時間くらいしてから分岐鎖アミノ酸を飲むとよいでしょう。

② 幸せホルモン「セロトニン」って何???

　先ほどセロトニンは脳の疲れの原因となる、と述べたばかりで手のひらをかえすようですが、幸せホルモンとしての働きと、どちらも根本は同じです。セロトニンが脳に疲れを感じさせるということは、それ以上、体が無理をしないようにする安全弁と考えるといいかもしれません。ただ、体の疲労とセロトニンによる脳の疲労感とは1対1に対応するものではなく、ある程度の差があるため、分岐鎖アミノ酸を摂取して運動による脳の疲れ感を軽減したり、回復を早めたりして、運動の効率を上げることができます。

　セロトニンが幸せホルモンといわれる理由は、セロトニンが感情や気分のコントロール、精神の安定に深く関わっていて、不足すると脳の機能が低下したり、心のバランスを保つことが難しくなったりするためです。人が幸せを感じると脳内でセロトニンが分泌され、それによってまた幸せな気分になります。幸せと感じて生活している人はそうでない人と比べて約10年も長生きするという研究もあります。また、セロトニンは、腸管の動きをよくしたり、体温の調節行ったりなど、体のいろいろな働きに関与しています。

　セロトニンは幸せホルン、と書きましたが、脳内での主な働きは神

69

経の伝達物質です。セロトニンの分泌には日光が必須で、目を通して入った光が脳への刺激となって、脳内でのセロトニンの合成を活発にします。特に朝の起き抜けに外に出て日光を浴びるのが効果的といわれています。これは体内時計の調節にも非常に有効です。また、セロトニンは適度な運動を行なうことによって活性化されます。セロトニン神経を刺激する運動は「リズム運動」といわれるもので、ウォーキングやベンチプレス、スクワットなど、一定のリズムで同じ動作を繰り返す運動がお勧めです。セロトニンを増やすには腸内環境を整えておくことも重要です。

③　「セロトニン」はどのように作られ、コントロールされているのか？？？

　セロトニンは腸管粘膜において、必須アミノ酸のトリプトファンが5-ハイドロキシ・トリプトファンに代謝されることによって作られてきます。「5-ハイドロキシ」という言葉がついたので、なんとなく、トリプトファンが代謝されたのがわかりますね。5-ハイドロキシ・トリプトファンがセロトニンに代謝される過程でビタミンB6が必要になってきますが、腸内細菌がビタミンB6を作るって話、覚えていますか？ビタミンB6は食事からも摂取できますが、腸内細菌が大部分を作っています。この共生関係、本当にすごいですね。ちなみにトリプトファンは必須アミノ酸ですが、普通の食事でタンパク質をとっていれば不足することはまずありません。

　体内でのセロトニンは、腸管粘膜に90%、血液中の血小板に8%、脳に2%が分布しています。腸管粘膜の中でもセロトニンが合成されているのです。腸管粘膜でのセロトニンは、腸の動きをコントロール

する働きがあって、多いと下痢に、少ないと便秘になります。ということは、日光にあたったり、リズム運動をすればセロトニンの分泌が活発になるので、いい天気の日には外に出て散歩をすれば、便秘の解消につながります。血小板中にある 8%は、血液が固まるのをコントロールしたり、末梢血管の収縮に関与します。

　脳では前述のとおり、感情や気分をコントロールして、心のバランスを保つように働いています。ではなぜ、脳にはたった 2%のセロトニンしか分布していないのでしょうか？それはそのくらいの濃度が丁度いいからです。もしも腸管でできたセロトニンが直接、脳に到達して使われたら、脳に全セロトニンの 10%とか 20%が分布してしまいます。5 倍とか 10 倍です。かぜ薬とか血圧の薬とか、5 倍や 10 倍なんてのみませんよね。体がおかしくなって、それこそ、即、入院！なんてことになりかねません。セロトニンも同じです。脳内での濃度が高くなりすぎると、重症の動悸や痙攣、ひいては錯乱状態になって収拾がつかなくなってしまいます。

　このようなことにならないよう、セロトニンは脳に入る関所である血液脳関門を通過できないようになっています。すなわち、セロトニンは直接、脳に入ることができないのです。ではどうやって？遊離のトリプトファンや腸でトリプトファンから代謝された 5-ハイドロキシ・トリプトファンがこの血液脳関門を通って、脳内でのセロトニン濃度を丁度いいように調節しているのです。ちなみに、この関門を通る遊離のトリプトファンの比率は 10%程度に過ぎず、90%は腸管粘膜でトリプトファンが代謝されてできた 5-ハイドロキシ・トリプトファンです。ここでも腸管粘膜の重要性がわかりますね。脳と腸の関係は

切っても切れない関係から「脳腸相関」といわれることもあります。

④　運動後や食事後に眠くなる理由：セロトニンがメラトニンに代謝される

　運動後や食事後に、脳内のセロトニンが増加することは上で述べた通りです。運動後や食事後に眠くなるのは、実はこのことと大いに関係しています。

　セロトニンは脳内でメラトニンという物質に代謝されます。メラトニンは「睡眠ホルモン」とも呼ばれており、良質な睡眠をとるには欠かせないホルモンです。

　セロトニンがしっかりと分泌されていれば、その影響でメラトニンの量も多くなります。すなわち、運動後や食事後に脳内のセロトニンが増加するので、少し時間がたつと、その代謝産物であるメラトニンの量が増えてきて眠くなるのです。セロトニンは脳疲労の原因となり、これは体がそれ以上無理をしないようにする安全弁である、と述べましたが、さらに、セロトニンがメラトニンに代謝されることによって眠気を催すように仕向け、ますます体を安静にする方向にもってゆくのです。すごい適応ですね。

　これらは運動や食事という一時的な反応でしたが、人には体内時計がそなわっており、約24時間を周期とした1日のリズムがあります。朝早起きして朝日を浴びてセロトニンをいっぱい出せば、その15時間後にはメラトニンの量が眠たくなるくらいまで上がってきて、眠くなる、こういうリズムになっています。不規則な生活を送っているとセロトニンが分泌されにくくなるため、その結果、メラトニンの量も減り、不眠症になったりと、悪循環にどっぷりと浸かってしまいます。

早起きは3文の得！良質な睡眠、快適な目覚めのためにも是非とも実行して頂ければと思います。クマのプーさんは言いました「早く寝て早く起きれば、僕は幸せになるし、おまけに健康にもなる」。

　メラトニンは強力な抗酸化作用をもっており、直接的、間接的にフリーラジカルや活性酸素を除去します。メラトニンは血液脳関門を通ることができるので、脳内においても抗酸化作用を発揮することができます。抗酸化作用は遺伝子の保護作用、抗ガン作用と言い換えることができるため、メラトニンは抗がん作用をもちます。メラトニンには女性ホルモンのエストロゲンの作用を強力に抑制する作用もあるため、乳がんの予防にとても重要な役割を果たしています。夜勤労働や夜更かしはメラトニンの分泌を抑えてしまうため、シフトを適切に組んでもらったり夜更かしをしないよう、対策をとることをお勧めします。そのほか、メラトニンによる抗酸化作用は、老化を遅らせたり、若さを保つために役立っています。抗酸化作用に関しては、第5章.グルタミンで老化をおくらせよう－いつまでも若々しく、で詳しく解説します。睡眠に関しては、第8章.健康法についての簡単なまとめ、でふれておきました。

　なお、スマホやパソコンの画面からはメラトニンの分泌を抑える青色光が多く出ているので、睡眠の2時間前には見るのをやめ、途中で眼が覚めてトイレに行くときなどはそれら見ないようにすると、より質の高い睡眠につながります。

III. 筋トレをしてグルタミンがもっと筋肉にたまるようにしよう

　筋肉におけるグルタミンの役割から分岐鎖アミノ酸に至るまでい

ろいろと話してきましたが、筋肉のグルタミンや分岐鎖アミノ酸の量を増やすには、筋肉自体の量を増やすことが不可欠です。そう、筋トレです！

　筋トレといっても、ジムに行ってウ～ウ～うなりながらやる必要はありません。週に2～3回でいいので継続的に筋肉に刺激与えてあげることが大切です。はじめに、自宅でお手軽にできるという観点から「ダンベル体操」を紹介します。次に、本格的に筋トレを始めたいなと思っている方へ、ジムの選び方やおすすめの本を紹介します。

　最近では「ダンベル何キロ持てる？」のような、筋トレ・ダイエットコメディーのようなまんがも出てきて、筋トレに関する抵抗感はぐっと下がった感じがします。健やかに朗らかに生きるためには、筋肉の量が多いにこしたことはありません。さあ、みなさん、筋トレ、筋トレ！

1．ダンベル体操

　女性の方は「ダンベル体操」なんて如何でしょうか？えっ、おもりをもつの？なんて言われるかもしれませんが、腕立て伏せとか、腹筋や背筋の運動って意外にしんどいんですよね。スクワットも深くしゃがめば効くには効きますが、膝に悪そう？なんて思っていませんか。筋肉って負荷をかけてあげないと鍛えられないし、その負荷の程度が難しいんですよね。

　そこでダンベルです。ダンベルなら1kgからあり、力がついたらおもりを重くしたらいいだけです。その時の自分の力に合ったダンベルを使えばいいのです。まずは、1回たったの5分。ポイントは習慣づけすることです。

1人でやるのはちょっと、、、とか、やり方がわからないし、、、という場合が多いと思います。私が通っているトレーニングジムは名古屋市にある「東名アスレチック＆接骨院」というところですが、会長の鈴木正之先生（名城大学名誉教授）が代表となって「NPO法人ニューダンベル体操協会」という会も運営されています。

　鈴木先生、いいおっちゃんなんですよ。筋トレを通じて日本国民全員が健康で朗らかに暮らせるようにと、本気で考えていますからね。若い頃は日体大の相撲部でブイブイいわして、大学卒業後はパワーリフティングやボディービルの選手として活躍、トレーニング科学の世界では第一人者の名をほしいままにし、指導者としては何人もの日本チャンピオンや世界チャンピオンを育ててきた名伯楽。今年、80歳になられましたが、健康そのもの、60kgのベンチプレスを8回も平気で何セットもやるんです！なるほど、筋トレの効果がわかるってもんです。

　NPO法人ニューダンベル体操協会は、まだまだあまねく全国に展開されているわけではありませんが、日本各地でダンベル体操の講習会や教室を開催しています。健康で朗らかに暮したいとお考えの方、是非とも、ご参加を。NPO法人ニューダンベル体操協会の連絡先は以下の通りです。〒465-0093　名古屋市名東区一社4-268-3　東名アスレチック＆接骨院内　NPO法人ニューダンベル体操　協会事務局。TEL・FAX：052-704-1478。NPO法人ニューダンベル体操協会の詳細をお知りになりたい方は、できれば郵便かFAXでお問合せ下さい。何ぶんみんな、ボランティアで運営していますので。

　また、ダンベル体操の方法を知りたいという方は、「鈴木正之著.

ダンベルエクササイズ．筋肉・骨格・関筋づくりの為の筋力トレーニング．NDEA ニューダンベル体操協会，名古屋，2012.」がお勧めです。ダンベル体操の詳細が、写真をふんだんに使って非常にわかりやすく解説されています。NPO 法人ニューダンベル体操協会の講習会のテキストにもなっています。写真のモデルになっている方は皆、女性です。「女性こそダンベル体操！」って、鈴木先生が言ったわけではないのですが、骨粗しょう症などの筋骨系のトラブルは女性の方が多いので、鈴木先生の願いが込められた人選です(と、思います。。。)。価格は税別で 1350 円です。

２．ジムの選び方や筋トレおすすめ本の紹介

１）ジムの選び方

　筋トレのジムっていうと、ムキムキの男の人がガンガン筋トレしてて、初心者には敷居が高いな、と思われるかもしれません。確かに、そのような熱心な方もいらっしゃいますが、初心者の方ほどそのようなジムに通ってもらいたいと思います。理由は、正しい筋トレのやり方を教えてくれる指導者が必ずおり、そのような指導者はパワーリフティングやボディービルの実経験が豊富で信頼できるからです。正しいフォームで筋トレができれば、怪我をすることなく、継続的に筋トレを続けてゆくことができます。お近くに個人経営の筋トレジムがあれば是非とも覗いてみてください。

　お近くにそのようなジムがない場合、フィットネスクラブや地域の体育館で筋トレすることになると思います。そのようなところでは安全面からマシーンでトレーニングすることが多いと思いますが、インストラクターから説明された方法をよく理解してから行ってくださ

い。質問があれば遠慮なくインストラクターに聞いてください。マシーンでも使い方を誤れば怪我をすることがあります。怪我をしないこと、筋トレではこれが最も大切です。インストラクターは特定の資格がなくてもなれるのですが、スポーツが好きでその仕事を行っている方々であり、いろいろな講習を受けたりして勉強されています。中には、健康運動指導士や日本スポーツ協会のスポーツ指導員などの資格をとって、専門知識に磨きをかけておられる方々もおられます。

　最近ではマンツーマンで筋トレの指導を行ってくれる施設もあります。いわゆる、「パーソナルトレーニング」といわれている形態です。いうなれば、フィットネスクラブや地域の体育館は「塾」、パーソナルトレーニングは「家庭教師」という感じでしょうか。マンツーマンでの指導は、ダイエットや筋力アップなど、さまざまな要望に応えてもらえますが、費用が他よりも高めに設定されています。

2）筋トレおすすめ本の紹介

　筋トレを行う上で、筋トレの知識をもっていた方がいいにこしたことはありません。そこで、以下に私おすすめの本を紹介します。

（1）ダンベル何キロ持てる？. サンドロビッチ・ヤバ子原作, MAAM作画, 小学館.

　2020 年 5 月の時点で 9 巻まで発売されています。筋トレ・コメディーまんがですが、いろいろなトレーニングのやり方や栄養のとり方が面白おかしく解説されており、これから筋トレを始めてみようかな？という方には最適の入門書と思います。

（2）みんなで筋肉体操. 谷本道哉, NHK「みんなで筋肉体操」制作班, ポプラ社, 2019 年発刊.

お茶の間でおなじみの「みんなで筋肉体操」。でも、意外にしんどいです。ジムに行く時間がない、自宅で筋トレを行いたい、という方に最適の本です。写真が多く、DVD もついているので、理解しやすい構成になっています。

（3）改訂版　筋力トレーニング科学の理論と実際. 鈴木正之著, 黎明書房, 2008 年発刊.

　ダンベル体操の鈴木正之先生が執筆された本です。トレーニング科学の基本から実際のトレーニング法まで詳しく書かれており、踏み込んで勉強したい方に最適です。

（4）続　パワーリフティング入門. 吉田進著, 体育とスポーツ出版社, 2010 年発刊.

　日本パラ・パワーリフティング協会理事長、そして、パワーハウスジムのオーナーである吉田進さんの著書です。吉田さん自身、全日本パワーリフティング選手権で 5 回優勝されておられる生粋のパワーリフターで、その経験や指導に裏打ちされて執筆された本書は、専門的にパワーリフティングを行いたい方のバイブル的書籍です。

IV．筋トレをして筋肉を増やして、いっぱいマイオカインを出そう
1．マイオカインって何？？？

　マイオカインとは、骨格筋から分泌されるホルモン様の物質です。これが体のいろいろな部分に作用して効果を発揮します。マイオカインは英語で書けば"MYOKINE"で、MYO-（筋肉）-KINE（作動物質）から作られた合成語です。

　筋肉からホルモンが分泌されるんですよ！ホルモンの分泌といえ

ば、膵臓とか卵巣とか、そういう臓器を思い浮かべますよね。膵臓では血糖値を下げるインスリンが分泌されます。もしもその機能が低下したら、、、そう、糖尿病になってしまいます。卵巣は女性ホルモンを出して女性の性周期に関係していますが、その機能が悪くなったら、生理不順とか体調が悪くなったりとかしますよね。

２．筋肉の量が増えるとマイオカインの量も増える

　筋肉も内分泌臓器ということで、その機能が低下したら、さまざまな不都合なことが起こってきます。だから、筋肉は多いにこしたことはないんです。筋肉の量が多いと寿命が長くなることがわかっています。認知症のリスクも大幅に軽減します。日常的な活動量が多いと少なくとも13種類のがんのリスクが低下します。筋肉が多いとグルタミンや分岐鎖アミノ酸も多く含まれるようになります。筋肉は多いほうがいいんです。

　ここに面白い話があります。がんの症状の1つに筋肉の萎縮がありますが、がん細胞を移植したネズミを、そのまま様子をみた群と筋肉が萎縮しないように筋肉増強薬を投与した群にわけて、生存率を比較した研究があります。そのまま様子をみられたネズミは2週間後くらいから死ぬものが出はじめ、1カ月もすると全てのネズミが死んでしまいました。ところが、筋肉増強薬を投与した群では、1か月半経っても半分以上が生きていました。ところで、みなさんは筋肉を増やすために筋肉増強薬は使わないでくださいね。アナボリック・ステロイド。ドーピングの薬です。筋肉は増えても副作用が大きくて、健康どころの話じゃなくなってしまいますので。

　筋肉って大切ですね。筋肉が減ってしまうと寿命にまで影響して

しまうのです。筋肉が減るとマイオカインが減って、寿命が短くなってしまうんです。言いかえれば、筋肉の量が増えるとマイオカインの量も増えるってことです。筋肉の量を維持・増進させるには筋トレを行って、筋肉を刺激してやることが大切です。さらに効果的に筋肉量を維持・増進させるには、、、そう、グルタミンです！グルタミンは単なるアミノ酸で、体の中にもすでにあって、副作用は肝臓や腎臓が極端に悪くなければ無視できるし、お手軽、簡単、おやつ感覚でのむことができます。筋トレしてグルタミンとって、筋肉を増やして、寿命を延ばす。素晴らしいと思いませんか！

３．マイオカインにはさまざまな種類がある

　筋肉から出るホルモン「マイオカイン」は１種類ではありません。運動すると健康になるのは、筋肉からいろいろな種類のマイオカインが分泌されるからなのです。以下にマイオカインの作用として、いくつか例をあげてみます。

１）筋肉を強く大きくする

２）脂肪を燃えやすくする

３）炎症を抑える

４）骨を強くする

５）心臓の保護作用：心筋虚血後の再灌流障害の改善、心筋肥大抑制、心収縮能の改善

６）肝臓との相互連携：筋肉量調節、運動中のブドウ糖産生（糖新生）

７）膵臓：インスリンの分泌アップ

８）脳：神経細胞の増加。減少抑制

９）がんの発生を抑制：大腸がんなど

このように筋肉からは色々な作用をもつ多くの種類のマイオカインが分泌されており、体中の臓器と連携をとりながら、みなさんの健康増進に役立っているのです。マイオカインってすごいでしょ！

　おっと、ここで終わりませんよ。上の項目を反対にして書いてみましょう。すなわち、筋肉量が減少して、マイオカインの分泌量が少なくなった時にはどんな状態になるのでしょうか？

１）筋肉が細くなる

２）脂肪が燃えにくくなる ＝ 太る

３）炎症がおこりやすくなる ＝ 病気になりやすくなる

４）骨が弱くなる ＝ 骨粗しょう症、骨折

５）心臓が弱くなる ＝ 心筋虚血後の回復が思わしくない

６）肝臓との相互連携低下 ＝ 筋肉量減少、運動中の低血糖

７）膵臓：インスリンの分泌低下 ＝ 糖尿病

８）脳：神経細胞の減少 ＝ 認知症になりやすくなる

９）がんが発生しやすくなる：大腸がんなど

　めちゃくちゃ怖くないですか？？？筋トレしてグルタミンのみましょう！

４．加齢と筋とマイオカイン

　加齢によって骨格筋の量や筋力が低下しますが、骨格筋の再生能力も低下します。その原因は筋芽細胞といわれる細胞の再生能力の低下といわれています。筋芽細胞は文字どおり、将来、筋細胞になってゆく細胞で、筋細胞の膜にコバンザメのようにくっついています。トレーニングなどの刺激で筋細胞と同じ収縮タンパク質を合成したり、はたまた、増殖したりした後、筋細胞に溶け込んでしまいます。筋細胞

自体は大きすぎて分裂できないので、このようなメカニズムで筋細胞自体をさらに大きくしているのです。

　さて、この筋芽細胞、自分の能力に忠実に生きていればそれでいいのに、周囲の環境に影響されやすいという、結構、日和見なやつなんです。実験的に高齢ネズミの筋肉を若いネズミに移植すると、それはそれは、水を得た魚のように増殖して大きくなります。また、高齢ネズミと若いネズミの血液を交換してみたら、これも同じような結果で、高齢ネズミの筋芽細胞の再生能力が若いネズミ並に回復しました。筋芽細胞って能力の出し惜しみをしてるんです。

　高齢になると筋肉の機能が落ちるので、筋芽細胞を早く成熟させて筋細胞に溶け込ませるのですが、いつもは分裂した筋芽細胞の一部が細胞の保存のために温存されて、次以降の分裂に備えておきます。しかし高齢になると、その温存されていた筋芽細胞すら動員されて成熟させられてしまうのです。例えるならば、種牛までもが、、、、、という感じです。

　以上は全て、マイオカインによるコントロールの下で起こる現象なんです。よくできているというか、盛者必衰の理なのか。。。体のしくみは奥深いです。

５．筋肉自身や周囲にだけはたらくマイオカインを全身に

１）マイオカインの作用のしかたは３種類ある

　マイオカインは筋肉から分泌されると書きましたが、その作用のしかたには 3 種類あります。

　まずは、周囲の細胞にマイオカインを出す場合です。先ほどの筋芽細胞はまさにこのようなメカニズムで筋細胞からマイオカインの指

令を受けて増殖します。

　全身ホルモン的な作用もあります。血糖のコントロールなどは、筋肉－肝臓－膵臓－脂肪の 4 者で情報を共有しながら行うことが知られています。

　筋細胞がマイオカインを出して、自らの筋細胞を制御するしくみもあります。例えば、マイオスタチンというマイオカインの場合、筋細胞自らが分泌し自らの増殖を抑制します。ただこのマイオスタチンは、そのままだと筋細胞が育たずに小さくなってしまうので、いつもは肝臓から分泌されるフォリスタチンというホルモンによってその働きが抑えられています。

　ちなみに、肝硬変、すなわち、肝臓の機能が落ちた場合、筋肉の量が減少するサルコペニアという状態になることがあります。この状態では、肝臓からフォリスタチンが分泌されなくなるためにマイオスタチンの働きを抑えることができず、筋細胞自身の増殖抑制に歯止めが効かなくなって筋肉が萎縮してしまいます。似たような状態に「廃用性萎縮」がありますが、これは単に筋肉を使わなくなったために筋肉の収縮タンパク質が落ちてしまっただけで、再び筋肉を使うようになると筋肉量は回復してきます。しかし、サルコペニアでは筋細胞の中の核も失ってしまうため、再び筋肉を使うようになっても筋肉量はあまり回復してきません。

　IL-6 というサイトカインは、コロナウイルス感染の重症化のところで述べましたが、上の 3 つの作用の全てをもっています。自身の細胞に対しては脂肪の分解や糖の取り込みを亢進させ、筋肉のタンパク質合成を促進させます。周囲の脂肪細胞には分解の指令となり、全身的

には肝臓での糖新生、血管内での炎症抑制や血管新生に作用します。

２）筋トレ後の散歩・サイクリングで、マイオカインを全身に

　マイオカインの作用のしかたには 3 つありました。全身ホルモン的に分泌された場合は全身をかけめぐるので特に意識する必要はないのですが、筋肉自身にはたらく場合や筋肉の周囲だけに分泌されるタイプのマイオカインは、健康の増進や、はたまた、若返り効果をもつものまで含まれているので、これを全身に使わない手はありません。マイオスタチンはフォリスタチンが抑えるので大丈夫！

　そこで、筋トレを行ってマイオカインを出した後、これを全身にくまなく行き渡らせるために、20〜30 分、散歩やサイクリングをしましょう。買い物前の筋トレ、これ王道！

第5章．グルタミンで老化をおくらせよう－いつまでも若々しく

I. 老化のカギをにぎるフリーラジカル

1．フリーラジカルって何？？？

　フリーラジカルってご存知ですか？一言で言えば、「独身の電子」ってとこでしょうか。原子とか電子とかいうあれです。電子って、おしどりのように、いつも夫婦（2つ）でいなくては不安で不安で、ところかまわずに悪さをしてしまうんです。まあ、実際のおしどりは半年もすると別れてしまうんですけどね。むしろ、タンチョウや白鳥なんかの方がずっとオスとメスが一緒にいるので、よいたとえのような気がしますが。。。

　すべての物質は原子やそれが複数くっついた分子から成り立っていますが、その原子や分子は原子核と電子からできていて、通常、電子は2つが対となって安定しています。本来なら電子は2つがつがっているのですが、1つがどっかに行ってしまって、つがっていない電子をもつ原子や分子ができることがあって、これをフリーラジカルとよんでいます。「ラジカル」は英語で「過激な」なんていう意味があって、なんとも過激な言葉です。活性型酸素などを思い出してもらうと理解しやすいと思います。

2．フリーラジカルのふるまい

　人間は空気を吸って生きていますが、この空気の 21% は酸素です。そして酸素を毎日 500 リットルも使っています。この酸素が体の中ですべて効率的に使われれば問題はないのですが、使われなかった数%の酸素は酸化され、活性型酸素などの活性分子、すなわち、フリーラジカルに変えられてしまいます。白血球は生体内における最大の活性

型酸素の産生源です。白血球の細胞が壊れるときに中に含まれていた活性型酸素をぶちまけるのです。喫煙やアルコールの過剰摂取は活性型酸素を増やす最悪の悪玉行為です。ストレスによってもフリーラジカルは発生します。体の外、すなわち周囲の環境に目をやってみると、紫外線や放射線、電磁波、車の排気ガス、農薬、殺虫剤などによってフリーラジカルが発生します。日焼けを繰り返している人の皮膚をみると、紫外線にやられているな、とわかるものです。

　フリーラジカルがなぜ問題になるかというと、遺伝子 DNA や RNA、細胞の膜，タンパク質、生体内活性因子など、さまざまな組織を傷害するからです。しかし、人間には抗酸化防御機構が備わっていて、フリーラジカルが発生してもすぐにこの機構が働いて、軽度であればこれらを修復、再生してしまいます。ただ、この防御から漏れてしまったものは、だんだんと傷害されてゆき、組織の変性や遺伝子の変異が徐々に蓄積し、老化を促進したり、動脈硬化、がん、白内障などの病気になったりします。このような状態を「酸化ストレス」といいます。酸化ストレスとは、フリーラジカルによる酸化損傷力が抗酸化防御機構を上まわった状態と考えればわかりやすいです。生活習慣病って、このような酸化ストレスの積み重ねで発生してゆくものなんですよ。

　では、酸化ストレスに対抗するためにはどうしたらいいって？そう、やっぱりグルタミンなんです！

３．抗酸化防御機構

　抗酸化防御機構にはいくつかの系がありますが、グルタミンが関与する系として、グルタミンから作られるグルタチオンが関与するもの

があります。

1）グルタチオンって何？？？

　グルタチオンは、フリーラジカルを無害化する物質で、体の中では肝臓で合成されます。グルタチオンが肝臓で合成されるということは、よく考えてみると、グルタミンには肝臓の保護作用があるということになります。グルタチオンは3種類のアミノ酸から合成されますが、その中にグルタミン酸が含まれます。この本の一番最初に出てきましたね。構造上、グルタミンはグルタミン酸の酸の部分にアミノ基がくっついている物質です。逆にいうと、グルタミンからアミノ基をとって、水素と酸素からできた水酸基をくっつけてやるとグルタミン酸になります。グルタチオンを構成するグルタミン酸は、大部分がグルタミンからできたものです。肝臓で作られたグルタチオンは血流にのって、赤血球、腸管、免疫細胞、肺などの組織内に蓄積されます。

2）グルタチオンによる抗酸化防御機構

　グルタチオンは、通常、酸化さていない状態、この状態を還元された状態といいますが、このような還元型として存在しています。この還元型グルタチオン自らが酸化されて、フリーラジカルを無害化します。その後、酸化型を還元型に自動的に変換する酵素が活性化されて、再び、還元型のグルタチオンにもどり、延々とフリーラジカルを無害化し続けます。

　その他、さまざまな毒物、薬物を自らに結合させて細胞外に排出し、解毒する作用ももっています。

3）その他の抗酸化防御機構

グルタチオン以外にも抗酸化防御機構があります。前に説明した
メラトニンにも強力な抗酸化作用がありました。また、ちょっと専
門的な用語になりますが、スーパーオキシド・ディスミューターゼ系
とカタラーゼという抗酸化防御機構もあります。。スーパーオキシ
ド・ディスミューターゼ系は、主に細胞内に発生した活性型酸素のよ
うなフリーラジカルを分解し、カタラーゼは過酸化水素を完全に水
と酸素に分解します。目的は全て同じで、フリーラジカルを除去す
ることですが、1つの機構で行き詰らないような保険的な意味あい
と理解しておけばいいでしょう。言うなれば、東京から大阪に行く
のに、新幹線で行くか、飛行機で行くか、はたまた自動車で行く
か、というような違いと考えたらわかりやすいと思います。

　その他、ある種のビタミンやミネラルにも抗酸化作用があり、細
胞傷害の予防に必須となっています。これらのビタミンやミネラル
は体では作ることができないので、日ごろから摂取しておくことが
必要です。ビタミンを獲得するには腸内環境を整えておくことも大
切でしたね。以下に、代表的なものを示します。

（1）水溶性抗酸化物質：①ビタミン B2、ビタミン C、ナイアシ
ン、葉酸などの水溶性ビタミン、②フラボノイド、カテキン、タン
ニン、イソフラボンなど、植物由来の抗酸化物質であるポリフェノ
ール類。

（2）脂溶性抗酸化物質：① β カロチン、ビタミン E などの脂溶性
ビタミン、②さけ、ます、いくら、かに、えびなどの赤色色素とし
て多く含まれているアスタキンサン、③ ATP というエネルギー物
質を効率よく合成するのに必要なコエンザイム Q10。コエンザイム

Q10は加齢とともに組織の中に含まれる量が減少してゆき、食事からはほとんどとれないので、サプリメントとして摂取します。

（３）両溶性抗酸化物質：イチョウの葉など。

（４）微量元素：セレン、亜鉛、銅、マンガン、クロムなど。

II. 老化の原因とそれを遅らせる方法

１．老化とは？？？

　老化とは、加齢とともにその個体の機能が低下してゆく現象です。まあ、こんなこと説明するまでもないですね。しかし、活気のある強壮な80歳の方もいれば、なんとなく元気のない60歳の方もいます。どれだけ年齢を感じさせるかは、栄養や環境、ライフスタイルの選択によって決まってきます。

２．グルタミンと老化の関係－グルタミンは老化を遅らせる

　実はグルタミン、グルタチオンの原料となってフリーラジカルの除去に役立っているだけでなく、さまざまな面で老化の防止に役立っています。今まで述べてきた総括のような話になりますが、まずは、グルタミンの有益な作用を今一度、思い起こしてみましょう。第２章．グルタミンで免疫力アップ、第３章．グルタミンで腸も健康、第４章．グルタミンで筋力アップ、そして、グルタチオンを介した抗酸化防御機構でした。

　実は、免疫力アップと腸の機能向上、筋力アップは三位一体で、各々が各々に影響しあっています。どれかの調子がいいと連鎖的に他も調子がよくなり、どれかがおかしくなったら、連鎖的に他も調子が悪くなってしまいます。

グルタミンによって免疫力がアップすれば、病気になる機会が減って腸管免疫系も元気ハツラツ。腸の機能がよくなれば食欲が亢進し、栄養が効率的に吸収され、免疫細胞や筋細胞を含めた体の細胞も生き生きと元気になります。グルタミンで筋力がアップすれば活動的になり、マイオカインが全身を巡り、免疫力もアップ。活動的になればお腹がすいて食欲が亢進、腸の機能もよくなって万々歳！

　病気になるとそのストレスから副腎皮質ホルモンが分泌され、筋肉が落ちてしまいます。そうなると動かなくなり、食欲がなくなって腸管の機能が落ち、さらに食欲が落ちて、という悪循環に陥ります。腸の機能が落ちると栄養不足になり、免疫細胞の機能も落ちてしまいます。だるい感じになるので動かなくなり、筋肉が落ちてしまいます。悪循環この上ない状態です。

　グルタチオンなどの抗酸化防御機構によってフリーラジカルが除去されれば、皮膚を含めた体全体の健康が保持・増進されます。皮膚を含めたということは、、、若返り！お肌つるつる！美容効果！

　以上の、免疫力アップ、腸の機能向上、筋力アップ、抗酸化防御機構は、全て、グルタミンという1種類のアミノ酸によって達成できるのです。グルタミンを摂取することによって老化を遅らせ、いつも健やかに若々しく生きることが可能になります。

III. グルタミンはストレスタンパク質の発現を促す

　この章も終わったかな？と思ったところで、もう1つ大切な話をします。それは、体にストレスがかかった時に出てくるストレスタンパク質の発現にグルタミンが重要な役割を果している、という話です。

ストレスタンパク質は、人間が健やかに生きてゆくために必要不可欠なタンパク質ですが、グルタミンが適切な濃度でなければ、誘導されてこないのです。グルタミンの偉大さ、ここに極まれり！ちなみに、ストレスタンパク質は、ストレスホルモンである副腎皮質ホルモンとは異なるのでご注意を。

1．ストレスタンパク質って何？？？

　体は外部環境の変化や外敵、すなわち、さまざまなストレスにさらされていますが、これに対して、体内の環境を一定範囲内にしておくための生体防御機構を備えています。免疫系なんかがまさにこれです。それ以外にも、体の各々の細胞自身がストレスに対抗するための武器をもっています。これこそがストレスタンパク質なのです。

　ストレスタンパク質は、はじめて発見された時、熱ショックストレスによって発現してきたため、はじめは「熱ショックタンパク質（ヒート・ショック・プロテイン）と呼ばれていました。しかしその後、虚血や酸化ストレス、代謝阻害物質、重金属、放射線、運動など、熱以外のストレスによっても発現することがわかってきたので、今日では「ストレスタンパク質」と呼ばれるようになりました。

　ストレスタンパク質は、各々の細胞自身がストレスに対抗する武器として身につけている防御機構なので、何と、細菌から動物、植物に至るまで幅広い生物で認められています。

2．ストレスタンパク質の作用は？？？

　ストレスタンパク質にはさまざまな作用がありますが、老化の遅延効果、免疫力アップ、筋力アップなどがあげられます。あれっ？これってどこかで聞いたことのある効果じゃない？そうです、グルタミン

の効果そのものなのです！グルタミンはそれ自体でも老化の遅延効果、免疫力アップ、筋力アップなどの効果をもっていますが、欲張りなんでしょうね、ストレスタンパク質まで誘導してその作用を強固なものにしています。グルタミンが適切な濃度であってこそ、ストレスタンパク質が誘導されてくるのです。それでは次に、ストレスタンパク質の作用の実際をみてゆきましょう。

１）ストレスタンパク質の本質 ＝ タンパク質の品質管理

　ストレスタンパク質の本質は、タンパク質の品質管理です。食物中に含まれるタンパク質は消化・吸収されて、体の中で別の形のタンパク質に合成されます。例えば、筋肉とか皮膚です。その際、不良品のタンパク質ができてしまうことがあって、ストレスタンパク質はそれを選別して修復したり、修復不能なものは分解して廃棄したりします。

　タンパク質はできたてほやほやの時は、１本の細長い糸のような感じでできてきます。ストレスタンパク質は仕立て屋さんのような仕事もしており、この糸をうまくつむんで洋服を作るがごとくタンパク質の形を整え、その機能が発揮できるよう整えます。

　このような働きのあるストレスタンパク質なので、ストレスのかかっていない時にも発現して働いています。しかし、ストレスがかかった時には大量のストレスタンパク質が発現し、そのストレスに対抗するのです。

２）ストレスタンパク質は老化をおくらせる

（１）面白い実験：野菜の 50℃洗い

　これ、はじめて聞いた時、すごいなあと思いました。野菜を 50℃のお湯で数十秒から数分洗うと野菜がシャキッとして鮮度が維持され、

甘みも増し、野菜の寿命が延びるというです。熱によって野菜表面の気孔が開き、そこから水分が組織に侵入してみずみずしさを取り戻すということです。

　この野菜の 50℃洗いにストレスタンパク質が関係しています。レタスを 50℃のお湯に 90 秒間浸して熱ストレスを与えると、ストレスタンパク質が発現してきて、野菜が受ける酸化ストレスから野菜を守って長持ちするようになります。レタスの場合、置いておくと茶色くなってしまいますが、あれは酸化ストレスの仕業です。トマトの場合、室温放置の場合は約 7 日で完熟しますが、42℃で 24 時間加温されたトマトは 15 日ほどかけて完熟します。すなわち、熱ストレスによってストレスタンパク質が誘導され、完熟までの期間が 1 週間ほどのびて、長持ちしたことになります。人でいえば、若々しさが保たれてより長寿になるということと同じです。

（2）老化によってストレスタンパク質は減少する

　老化によってさまざま機能が低下しますが、ストレスに対する抵抗性もその 1 つです。高齢になると筋肉の量が少なくなりますが、これが低体温につながり、ストレスタンパク質を効果的に作り出せるレベルにまで体温が上がりにくくなっていることが原因の 1 つとされています。

　筋肉を使わなくなると筋肉が落ちてしまいます。筋肉の維持にはグルタミンの摂取が有効ですが、ストレスタンパク質をうまく働かせてやると、この効果をさらに強化することができます。

（3）ストレスタンパク質を増加させる方法

　後で詳しく述べますが、ストレスタンパク質を増加させるのに効果

的な方法は、40〜42℃くらいのお風呂に入ることです。お風呂に限らず、この程度まで体を加温するとストレスタンパク質が効果的に発現してきます。これは「マイルド加温療法」といわれています。お風呂に入れないような状況でも、全身を遠赤外線のようもので加温してあげると同様な効果が得られます。

3）免疫力アップとストレスタンパク質

　ストレスタンパク質は免疫力アップにも一役買っています。自然免疫に関与する白血球の1つである好中球は、血管内に出ると長くて1日、概ね10時間しか生きていません。感染があるともっと短くなってしまいます。白血球自体は多くのタンパク質でできていますが、外からの異物を処理する酵素の多くもタンパク質でできています。従って、白血球は短い時間にたくさんのタンパク質を正確に作らなくてはなりません。ストレスタンパク質の本質的な働きは、タンパク質の品質管理と、仕立て屋さん的な仕事をしてタンパク質の形を整えて、できたタンパク質に十分な機能を発揮させることでした。白血球が正確に十分にその機能を発揮するためには、ストレスタンパク質は必要不可欠な物質なのです。

　その他、がんに対するワクチン作用ももっています。ストレスタンパク質はがん抗原とくっついて、ワクチンとしての機能を発揮するようです。

4）筋力アップとストレスタンパク質

　ストレスタンパク質は筋力アップにも一役買っています。ウェイトトレーニング後にマイルド加温を行った場合、行わなかった場合に比べて筋力の増強が著しかったという報告があります。これはト

レーニング後にマイルド加温を行ってストレスタンパク質をたくさん作らせ、効果的な筋肉の再合成を促進させたためと考えられます。その他、トレーニング後のマイルド加温は、筋持久力の増加や疲労回復にも効果があります。

　ストレスタンパク質はストレス刺激から2日目くらいが濃度のピークで、4〜5日は高い濃度を維持しています。「筋トレは同一部位、週2回で十分」という知見と見事に一致しており、先人の経験則はすごいなあ、と感動してしまいました。あっ、実はこれ、筋トレおすすめ本のところでご紹介した吉田進さんがいつも言われていることです。私は吉田さんに20年ほど前、お世話になり、ベンチプレスの日本選手権で優勝させてもらいました。吉田さんは現在、日本パラ・パワーリフティング協会の理事長としてご活躍されており、東京パラリンピックでのメダル獲得に向けて忙しく働いておられます。いつも頭が下がる思いです。

5）散歩（持久運動）とストレスタンパク質

　ただ単に散歩などの持久運動を行っても、ストレスタンパク質が増加するわけではありません。お話をしながらゆっくり散歩っていう程度の運動強度では、ストレスタンパク質は増加しません。ちょっとしんどいかな？というぐらいの持久運動を1日30分以上、これを2週間以上続けるといつもストレスタンパク質が増加した状態を保つことができます。

　ただし、やりすぎは禁物。このペースを4週間も続けると、ストレスタンパク質が減少してしまいます。2週間おきに強弱をつけた持久運動を行えばこの点は克服可能です。すなわち、ちょっと速足

の散歩を 2 週間続けたら、ゆっくりとした散歩を 2 週間行うなど、
工夫するわけです。

6）交差耐性って何？？？

　あるストレスに対する抵抗をあらかじめ獲得しておけば、他のスト
レスに対しても同様に抵抗性が高まります。この性質を「交差耐性」
といいます。

　熱ストレスだけでなく、運動によっても交差耐性は獲得できますが、
運動によるストレスタンパク質の誘導が、特に虚血性心疾患をはじめ
とした疾病の予防・改善に役立てられています。実際に、体をよく動
かす人は虚血性心疾患の発生率が低く、また、発作発生後の生存率が
高いことが知られています。

7）予備加温って何？？？

　あらかじめマイルド加温なような状況で熱ストレスを加えること
によってストレスタンパク質を増加させておけば、その後に与えられ
たもっと大きなストレスに対して、その細胞の傷害の程度が小さくな
ることがわかっています。これを「予備加温」といいます。

　ストレスタンパク質は、通常、刺激の後、4～5 日間は増加していま
すが、普通、2 日後が最大になります。従って、試合の 2 日前に予備
加温を行っておけば、試合に良い状態で臨めることになります。実際
に、オリンピックのノルディックスキーでこの方法を利用した選手が
入賞したなどの実績があります。

3．低体温の問題

1）現代人の低体温の背景

　ここ数十年、子供から大人まで全ての世代にわたって低体温の人が

増えてきました。昔の平均体温は 36 度台の後半でしたが、今では 36 度台前半、もっと低くて 35 度台の人も多くみられます。冷えは万病のもと。体の冷えは疲労や体のむくみ、慢性的な体調不良の原因になり、ひいては免疫力の低下まで引き起こします。代謝は生命活動の基本であり、代謝が高い状態は健康で、病気になりにくい状態といえます。代謝は体温に影響されることが多いため、低体温はこれらの症状の原因になるのです。

2）体温 37℃くらいが良いわけ

では、何故、体温 37℃くらいが体にとって最も良いのでしょうか？それはこの体温がエネルギー代謝や身体機能の活動効率などで最適な条件になっているからです。それは何故に？代謝を担っている「酵素」がこの 37℃付近で最も効率よく働くからです。

実は人間の体、何でもかんでも酵素、酵素なのです。食べ物を消化する時、何を使いましたか？そう、消化酵素です。その他にも体の中で行われる化学反応の全てにこの酵素が重要な役割を担っています。

では、この「酵素」、どんな働きをしているのでしょか？一言で言えば、いろいろな化学反応の速度を劇的に速くしているのです。例えていうなれば、東京から大阪に行く時に歩いてゆくのか新幹線で行くのかの違いのような感じです。酵素の威力、わかって頂けましたか？

3）低体温の原因1：運動量の減少

この低体温、まず第一の原因は、運動量の減少です。子供の場合、外で遊ばなくなりましたし、大人の場合も屋外での活動が少なくなっています。運動量の低下は、すなわち、熱を作り出す筋肉活動の低下ということであり、それは筋肉量の減少につながります。私たちが起

きている時の熱産生の60%は筋肉の活動で作られますが、その熱産生が減少しているのです。筋肉の量が減少すれば作ることのできる熱の量も減少するので、余計に体温が低下することになります。そんなこんなで筋肉の量が少ないと、寿命が短くなったり、認知症になりやすくなったり、また、がんになるリスクが上昇してしまいます。

4）低体温の原因2：食生活の乱れ＝腸内細菌の減少

　食生活が乱れると腸内細菌が減少します。ではなぜ、腸内細菌の減少が低体温につながるのでしょうか？ここで腸内細菌の数や量を思い出してみましょう。1000兆個、重さにして2kgでした。筋肉の重さはどれくらいかというと、平均的な体形の人で、男性23kg、女性17kgくらいといわれています。平均をとって20kgとすると腸内細菌の重さは筋肉の10%になるわけです。筋肉は運動する時は多くの熱を作り出しますが、安静時にはさほどでもありません。では腸内細菌はというと、四六時中働いて熱を作り続けています。筋肉と比べてどれくらいかという試算はありませんが、直腸の温度が腋の下の温度よりも約1℃高いことを思うと、腸内細菌が如何ほどに熱を作り出しているかということがわかろうものです。

　ちなみに、エネルギーを使ってものを動かす場合、その何%が実際に役立つのでしょか？普通の自動車ではたったの10%で、ガソリンの90%は熱になってしまいます。生物の場合はだいぶんと無駄がなくなりますが、それでも50%は熱になってしまいます。

5）低体温を改善しよう

　運動量の減少や腸内細菌の減少が低体温の原因になっていることがわかりました。そこで、運動量を増加して筋活動を増やしたり、筋

肉そのものの量を増やすこと、また、食物繊維をたくさん摂ってバランスの良い食事を心がけること、これらが低体温の改善に有効なことがお分かり頂けると思います。

　食事に関しては、温性の食品、冷性の食品というものがあります。温性の野菜類を食べると腸内細菌が増えるといわれています。温性の食品は旬が冬のもの、原産地が北のものが多く含まれます。豆類、根菜類、香辛料、ショウガやニンニクなどの薬味、その他、アジ、サバ、イワシなどの青魚、エビ、鶏肉などです。冷性の食品は夏が旬の野菜、果物、化学調味料、加工食品などが含まれます。

　そうそう、グルタミンの摂取をお忘れなく。筋肉の量を増やしたり、腸の機能を活性化させるにはグルタミンは必須の栄養素です。

　さて、そういうことができたとして、他に何かできないかな？って考えると、体を直に温めてあげる方法がありました。マイルド加温療法です。詳しくは次項で述べますが、要は、お風呂に入って外から熱をもらうのです。この方法ではストレスタンパク質が増加してくるので、お風呂に入った時の一時的な効果に止まらず、常に体温が高い状態を維持できるようになります。その結果、代謝を担っている酵素が最も効率的に働いて全身の代謝がスムーズに運ぶので、体が軽くなり、気分爽快、万々歳、の気持ちになりますよ。

４．マイルド加温の具体的な方法

１）手軽なマイルド加温法、それは「入浴」

　マイルド加温には遠赤外線やサウナを利用する方法もありますが、何といってもお手軽なのは入浴でしょう。

　これまでたくさんストレスタンパク質のことを述べてきましたが、

この分野の第一人者は何といっても伊藤要子先生です。実は、伊藤先生は私が現在勤めている愛知医科大学におられたことがあって、私は研究棟で何度もおみかけしました。しかし、その頃、講座は違ったとはいえ、私はまだ助手で、伊藤先生は准教授であったので、声をかけるわけにもゆかず、ただただ、愛知医大にもすごい研究をしている先生がいるんだなあと思っていました。

さて、その伊藤要子先生が提唱されている「ヒートショックプロテイン入浴法」を簡単に紹介します。本書ではストレスタンパク質という言葉を主に使ってきましたが、伊藤先生は加温との関連を研究されているので、ヒートショックプロテインという言葉を使われています。どちらも同じものをさしているので、混同する必要はありません。「ヒートショックプロテイン入浴法」の詳細に関しては、インターネットで調べて頂くか、伊藤先生のご著書「ヒートショックプロテイン　加温健康法（出版社：法研）」をご覧ください。

方法は簡単で、お風呂の温度が40℃の場合は20分間、41℃では15分間、42℃では10分間の入浴をします。ちょっと熱めのお風呂に10分間ですね。プラス、上がってから10〜15分の保温をするだけです。私の経験でいえば、しんどいな、と感じてから2分くらいがだいたいこの時間に相当します。ヒートショックプロテインはストレスタンパク質なので、ストレスを少しくらい感じなければ効果的に作られてこないということなのでしょう。ヒートショックプロテインはこの入浴から2日目くらいが濃度のピークで、4〜5日は高い濃度を維持しているので、1週間に2回で十分です。体調が悪い時は無理する必要はなく、脱水や浴室外との温度差などにも気をつけ、くれぐれも入浴関

連事故には気をつけて実践してください。

　ヒートショックプロテイン入浴法を3か月ほど続けていると、効果がなくなってゆく場合があります。この場合にはヒートショックプロテイン入浴法を1週間ほど中止します。ヒートショックプロテインの量はこの入浴法の後、1週間もたてば元のレベルに戻ります。そこで、体が加温のことを忘れたタイミングを見計らって、週2回のヒートショックプロテイン入浴法を再開すればいいのです。

２）ぬるいお湯につかる健康法もある？？？

　一般的に、免疫力のアップには38〜40℃くらいのぬるい温度でゆっくりと15〜30分くらい入浴することが勧められています。ぬるい温度での入浴は副交感神経優位の状態を作るので、これが免疫力アップにつながるとされているためです。

　ヒートショックプロテイン入浴法では、40〜42℃（40℃が重なっているのはご愛敬！）といった若干高めの温度での入浴を推奨しています。ヒートショックプロテイン入浴法では、副交感神経への刺激が「ぬるま湯入浴法」に比べて弱い可能性はあります。しかし、そもそも「ヒートショックプロテイン入浴法」と「ぬるま湯入浴法」ではその目的が違うので、両者のメリットをとってあげれば一挙両得です。

　ヒートショックプロテインは、予備加温の理論に基づくと、刺激の後、4〜5日間は増加しているので、ヒートショックプロテイン入浴は1週間に最低2回行えば十分で、あとの5日は「ぬるま湯入浴法」でリラックス、というのが現実的かもしれません。

　ヒートショックプロテイン入浴法は、睡眠も考慮に入れ必要があります。寝る前にヒートショックプロテイン入浴を行うと、深部体温が

上がって眠れなくなってしまうためです。不眠症の人は寝る直前の体温が通常よりも高くなるといわれており、また、一般的なストレスそれ自体も深部体温を上げるため、不眠症の原因になります。ぬるま湯入浴やシャワー浴では体温はそれほど上がりません。シャワー浴では上がって 0.6 度といわれています。また、ぬるま湯入浴やシャワー浴は副交感神経を刺激するため気持ちよくなって眠たくなってきます。一度上がった体温は元に戻るまでに 3〜4 時間はかかるといわれているので、ヒートショックプロテイン入浴法は、就寝までにそれだけの時間的余裕がある時に行うべきです。夜遅くにお風呂に入る場合にはぬるま湯入浴やシャワー浴ですまし、快眠、熟睡を求める方が体に良いと思います。良質な睡眠はストレスを減らし、免疫力が向上、ホルンモンバランスも安定し、新陳代謝も促進され、いいことばかりです。

　ヒートショックプロテイン入浴法は筋力アップに効果的ですが、筋トレ自体が深部体温を上げ、それに加えて筋トレ後に熱いお風呂に入ったら、さらに深部体温が上がってしまいます。日中に筋トレできれば、是非とも筋トレ後に熱いお風呂に浸かって筋力アップに役立てて頂きたいと思います。しかし、夜間にしか筋トレができない人も大勢います。そのような人は筋トレで交感神経優位となった体をぬるま湯入浴法やシャワー浴で副交感神経優位のリラックスした状態にもってゆき、同時にこれらによって深部体温を下げ、ぐっすり眠ることを考えたほうが筋力アップには効果的です。寝る子は育つ。このことです。ヒートショックプロテイン入浴は後日、週 2 回の頻度で行えば十分なので、筋トレの日とヒートショックプロテイン入浴の日を分ければ、これらの両立は可能です。

第6章. グルタミンでいつもニコニコ

I. グルタミンは脳内で快楽物質「ドーパミン」作動性神経を興奮させる

　本書の一番はじめに、グルタミン、グルタミン酸、グルタミン酸ナトリウムについて述べました。そこではグルタミン酸について、脳の神経伝達の役割があると言いました。すなわち、グルタミン酸は脳の機能に影響を与えるのですが、それは興奮性に影響を与えるので、脳の機能をアップさせることになります。また、脳内のグルタミンの量が多くなると脳内にドーパミンが誘導されてきて、ドーパミン神経が興奮します。

　みなさん、ドーパミンってご存知ですか？ドーパミンは別名「快楽物質」といわれるくらい人を楽しくさせる物質です。

II. 快楽物質「ドーパミン」って何？？？

　先ほどは「幸せホルモン・セロトニン」でしたが、今回は「快楽物質・ドーパミン」です。

1. ドーパミンの作用

　ドーパミンは中枢神経系に存在する神経伝達物質で、神経を興奮させる作用のあるアドレナリンやノルアドレナリンの前駆物質でもあります。運動の調節、ホルモンの調節などに関わりますが、何といっても、幸せな気分になったり、やる気がわいてくるのに必須の物質です。ドーパミンは必須アミノ酸であるフェニルアラニンが代謝されてできますが、その代謝はセロトニンと同じように腸管粘膜で行われます。まずはチロシンというアミノ酸になって、さらにL-ドーパに代謝され、これが血液脳関門を通って脳へ入ってゆきます。

次のような時、ヒトの脳内でドーパミンが分泌されています。楽しいことをしているとき、目的を達成したとき、他人に褒められたとき、恋愛感情やときめきを感じているとき、美味しいものを食べているとき。これらは幸せな気分になった時ですね。また、新しい行動を始めようとするとき、好奇心が働いているとき。これらは意欲的でやる気が出た状態になっている時ですね。まさしく「快楽物質」です。

　私は長年、ウェイトトレーニングをやっていますが、あんな重たいものを持ち上げて何が楽しいの？とよく言われます。ベンチプレス200kgとかですよ。でも楽しいんです。これ、何でかというと、ドーパミンのお蔭なんです。ドーパミンがうまく働いている限り、脳は頑張って何かを達成することに快楽を感じて、結果として苦を苦とも思わずに努力を続けることができるのです。

　そうそう、あともう1つ。私事なんですが、以前は毎年10月中旬から11月初旬にかけて全くやる気がなくなっていたんです。精神科の友人に聞いたら、季節性のうつ、ということでした。ドーパミンが出ていなかったんですね。秋で物悲しい季節ですし。いつも11月中旬になると回復して、12月には元気モリモリ！というサイクルでした。「何もしない、それが治療です」。どっかで聞いたことがあるようなフレーズですが、まさしくそんな感じでした。しかし、グルタミンをのみ始めてから、なんと、これがピタッと、なくなったんです！グルタミンをのんでドーパミンが誘導されたんですね。今では10月、11月も普段と変わらずに生活できています。ありがとう、グルタミン！

2．グルタミンとドーパミン

1）グルタミンとドーパミンの関係

　脳にある遊離アミノ酸の中でグルタミンは最も多いのですが、これは神経伝達物質のグルタミン酸の代謝に関わっているためです。

　脳内の神経には長い枝がありますが、その先っちょからグルタミン酸を出すものがあり、これが隣の神経のグルタミン酸受容体で捉えられて刺激・情報が伝えられます。放たれたグルタミン酸は、まずはその周囲にあるグルタミン酸を回収するグリア細胞に回収されて、そこで何と、グルタミンに変換されるのです。そのグルタミンがもう一度、そのグリア細胞から外に放たれて、先ほどの神経の先っちょの部分に吸収されて、再びグルタミン酸がつくられるという仕組みになっています。

　グルタミンは神経伝達物質にはならないので、細胞の外でふらふらしていても何の刺激にもならず、脳にとっては全く安全なため、こんなややこしいことになっているわけです。

　さてここで、外部からたくさんのグルタミンが入ってきたとしましょう。そうするとたくさんのグルタミン酸が作られることになって、これがまた、他の神経細胞を刺激する素になるのです。そのうちの１つがドーパミン神経です。従って、グルタミンが脳内に多くなるとドーパミン神経が興奮するという仕組みになります。なんか、風吹けば〜、みたいですが、同じようなものですね。

2）グリア細胞について

　ここでちょっとグリア細胞について説明します。「放たれたグルタミン酸は、まずはその周囲にあるグルタミン酸を回収するグリア細

胞に回収されて」と述べました。これがグリア細胞の本質で、周囲にある物質を回収する、すなわち「掃除する」のです。脳内では常にたくさんの化学反応が起こっており、不要物もたくさん生じています。脳内での神経伝達物質の多くは血液脳関門を通過できないので、グリア細胞はそれらを回収して再利用できる形または血液脳関門を通過できる物質に変換し、脳内をいつもクリーンな状態に保っておきます。なお、この働きは睡眠時に活性化され、起きている時に比べて10倍以上も活発になるといわれています。寝ないでいると脳内に老廃物がたまり、脳がうまく働かなくなってしまいます。しっかり寝ると起きた時には頭がすっきりしています。寝ることは脳の掃除と心得ましょう。

3）グルタミンとドーパミンとダイエット

このドーパミン、なんと食欲にも関係しているのです。

（1）食欲のコントロールのメカニズム

食事をすると食べものは胃や腸に入ってゆきます。そこにはセンサー細胞があって、食事の量やカロリーを測り、脳にその情報が送られます。脳ではその状態に応じて空腹ホルモンや満腹ホルモンを分泌します。脳が満腹と判断すると空腹ホルモンを減らして満腹ホルモンを増やし、逆に脳が空腹を感知すると満腹ホルモンの分泌が減って空腹ホルモンが増えます。このように空腹、満腹がコントロールされていますが、ここにもドーパミンが関与しています。

（2）食欲へのドーパミンの関与

食事中にドーパミンの量が増えることがわかっています。空腹の人が最初の一口を食べる時にドーパミンの量が最大になり、食事が

進むにつれて減ってゆきますが、ドーパミンの量が満足できるレベルにまで達すると、満腹感を感じるようになります。肥満の人はドーパミンの放出量や受容体の数が少なくなっていて、ドーパミンの量がなかなか満足できるレベルに達しないため、食べ過ぎて肥満になってしまいます。

（3）グルタミンは食欲を抑える－ダイエットに必須

グルタミンが脳内に多くなるとドーパミン神経が興奮する、と述べました。すなわち、グルタミンを摂取していると脳内のドーパミンの量が増えるわけです。そうすると空腹を感じている時にも相当量のドーパミンが脳内にはすでにあるので、容易にドーパミンが満足のゆくレベルに到達します。そこで満腹ホルモンの制御によってそれ以上食べたいという欲求がなくなります。

グルタミンをのんでいると、あんまり食べなくても満腹感を感じるようになるんですね。私も最近、これを実感しています。普段は1日20gくらいのグルタミンをのんでいますが、最近はコロナウイルスの感染予防・自然免疫力アップのため、1日30gくらいに増やしました。それで早く満腹感を感じるようになったんですが、さらにいいことに、あまりお腹が減らなりました。実は、肥満の人ってお腹がすいていなくても時間がくるとご飯を食べるんです。12時だから昼食、3時だからおやつとか。私もどちらかと太っているほうなので、以前はそんな感じだったんですが、今は12時でもお腹が減らないし、そうすると遅めの昼食になるので3時のおやつも食べなくなって、体調がすごくいい感じです。皆さんはグルタミンをのん

でいない状態からのスタートなので、満腹感が早くなったり、お腹があまり減らなくなる感じを確実に体感できると思います。

　グルタミンをのんで筋トレをしながらダイエットすれば、筋肉の量を増やして代謝を上げつつ、きれいに健康的にやせることができます。さらに、食物繊維をとって腸内細菌を元気にしてあげればなお良し！グルタミンはまさにダイエットに必須のアミノ酸です！

３．いつもニコニコ、免疫力アップ

　笑いは免疫力を向上させます。グルタミンを摂取しているとその直接作用でいつもニコニコ、免疫力も上がっています。ここでドーパミンがどんな時に分泌されていたか思い出してみましょう。楽しいことをしているとき、目的を達成したとき、他人に褒められたとき、恋愛感情やときめきを感じているとき、美味しいものを食べているとき。自然とニコニコしてきませんか？ニコニコの相乗作用です。免疫力もさらにアップ！また、実際に楽しいかどうかに関係なく、ニコニコ笑顔になることによって顔の表情筋が動き、それがドーパミン神経を刺激します。そう、こういう状態で脳は楽しいと思うようになるのです。笑う門には福来る。まさしくドーパミンは快楽物質です！

第7章. グルタミンの副作用を知っておこう

　さて、本書も終わりに近づいてきました。今までさんざん、グルタミンの素晴らしい効果、そして、グルタミンと関連する健康法等について述べてきました。ここではグルタミンを摂取する上で気をつけておかないといけないことを述べます。でも、あんまりないんです。以下の3点をあげておきます。

I.　肝臓の悪い人、腎臓の悪い人は、グルタミン摂取 X

　グルタミンの摂取によって、血液中のアンモニアが上昇してしまい、脳に悪影響を与えます。

II.　便秘がちの人は、食物繊維や水分を多くとるようにしましょう

　グルタミンは大腸で水分の吸収を促進します。従って、便が硬くなる傾向にあります。便秘がちの人は、食物繊維や水分を多くとるようにしましょう。ただ、人によっては腸の調子が良くなって、便通が良くなる場合もあります。これ、私のことです。

III.　胃のピロリ菌感染者は要注意

　グルタミンは胃かいようの薬として使われ、胃に対して有用に働きます。ピロリ菌が感染している場合であっても同様に有効で、かいようを治し、炎症を静めます。ピロリ菌感染の胃の経過を長期間みた場合、グルタミン摂取の有無によって、萎縮性胃炎の発生や胃粘膜上皮の変化には全く違いがないことがわかっています。

　しかし、グルタミンはピロリ菌の餌にもなりうるため、まれにですがグルタミンの摂取によってピロリ菌が増殖してしまうことがあるようです。また、ピロリ菌がグルタミンを餌とした場合、アンモニア

ができますが、これが胃に対して悪影響を与える場合があります。

　要は、ピロリ菌感染者の場合、グルタミンを摂取して合わなければやめるということにすればいいと思います。でも、ピロリ菌は除菌したほうがいいですよ。胃がんの発生率が大幅に下がるので、除菌をお勧めします。そんな私もピロリ菌の除菌をした１人です。お蔭さまで毎日、胃が快調。もちろん、グルタミンの効果も＋＋＋！

第8章．健康法についての簡単なまとめ

　まとめとして、グルタミンの摂取やそれに関連する健康法をあげておきます。どれも簡単なものばかりです。是非とも、日々の生活に取り入れて習慣化し、健やかに朗らかに生きて行きましょう！

I．免疫力アップの最強アミノ酸・グルタミンをのもう

　最低1日2回、小さじ大盛1杯。できれば昼食後も。しんどいな、と思った時は追加でもう1杯。

II．ニコニコしよう

　グルタミン自身のお蔭でいつもニコニコですが、そのよう心掛けるとさらに免疫力アップ！とにかく、いつでもニコニコ。「幸せホルモン・セロトニン」や「快楽物質・ドーパミン」の相乗作用も。

III．食物繊維を積極的にとろう

　食物繊維を積極的にとって、腸内環境を整えよう。快適なお通じだけでなく、免疫力アップも。「幸せホルモン・セロトニン」や「快楽物質・ドーパミン」の分泌刺激にも。

IV．筋トレをやろう

　筋トレを行って筋肉の量を増やしましょう。グルタミンや分岐鎖アミノ酸を筋肉にため込みましょう。マイオカインも出しましょう。その後、マイオカインを全身に行き渡らせるために、20～30分、散歩やサイクリングをしましょう。買い物前に筋トレ、これ王道！

V．やや熱めのお風呂に週2回は入ろう

　1週間に最低2回、やや熱めのお風呂に入ってストレスタンパク質を増加させましょう。

VI. しっかりと睡眠をとろう

　本文中では適宜ふれてきましたが、睡眠は健康の源、とても重要です。筋肉をつくる、体を修復する、脳内の老廃物を処理する、など様々な素晴らしい効果があります。寝不足の状態はお酒に酔った酩酊の状態と変わらないとすらいわれています。快眠のための重要な点を以下に上げておくので参考にして下さい。

１．寝る２時間前からはスマホやパソコンなど、青い光が出るものは見ない：メラトニンの分泌を妨害しない。

２．寝る前の入浴はぬるま湯入浴かシャワーで：深部体温を上げない。

３．コーヒーは３時のおやつまで：カフェインの効果が半減するのに５時間以上かかる。

４．寝る前の飲酒は控えめに：飲酒は睡眠のリズムを壊し、熟睡、快眠を妨げる。

５．寝る前の飲食は避けよう：夜食は副腎皮質ホルモンの分泌を促し、頭がさえてしまう＝受験の時、夜食を食べませんでしたか？このことです。特に太り気味の人は副腎皮質ホルモンの分泌が大幅に増えがちなので要注意。本来、休ませるべき腸も働かざるを得なくなります。

６．午後10時〜午前2時の間に寝る：ホルモン本来の日内変動に合わせる。

７．朝起きたら外に出て日光を浴びよう：セロトニンの効果的な合成と体内時計の調節。15時間後にはメラトニンの分泌がピークに。

８．運動しよう！

おわりに

　グルタミンが免疫力アップの最強アミノ酸であることを知って頂きたく、この本を書き始めましたが、書いてゆくうちに「あれもこれも関係あるぞ」となって、総合健康解説本みたいになってしまいました。でも、最後の「健康法」のところにもとりあげたように、どれも簡単なものばかりで、習慣化してもらえれば、必ず健やかに朗らかに生活することができるはずです。

　ただ、1日30分以上の運動を週に2回、1年以上継続している女性は30%にも満たないといわれています。単に「健康のため」というだけでは続かないのでしょう。本書ではもっと踏み込んで、グルタミンをのんで最強の免疫力アップを獲得し、さらに免疫力を上げるための方法を色々とりあげました。また、筋肉を増やすメリットも具体的に解説したので、運動を単に「健康のため」ということ以上に理解して頂けたものと思います。

　ふだんはアミノ酸スコアー100の動物性タンパク質や納豆を多めに摂っていれば、グルタミンはたりています。しかし、ストレスの多い昨今、それではたらなくなってしまうこともあります。グルタミンが条件下必須アミノ酸といわれるゆえんですね。みなさん、お手軽、簡単、おやつ感覚で、免疫力アップの最強アミノ酸・グルタミンをのんでください。そして、この健康法を実践さし、免疫力アップ、コロナになんて感染しなかったぜ！となることを願っています。最後までおつきあい頂き、ありがとうございました。

参考文献

1．齋藤英昭監訳．グルタミンのすべて－免疫系，消化器系，骨格筋への素晴らしい効果．三輪書店，東京，1994．

2．Rajkumar Rajendram, Victor R. Preedy, Vinood B Patel, eds. Glutamine in Clinical Nutrition. Springer, New York, 2015.

3．山本義徳．タンパク質とアミノ酸　前編:山本義徳業績集２．Amazon Services International, Inc．2016．

4．山本義徳．タンパク質とアミノ酸　後編:山本義徳業績集２．Amazon Services International, Inc．2016．

5．山本義徳．ダイエットの理論と実践．NextPublishing Authors Press．2019．

6．主婦の友社編．免疫力がみるみるアップする 100 のコツ．主婦の友社，東京，2006．

7．岸本忠三、中嶋彰．新現代免疫物語－「抗体医薬」と「自然免疫」の脅威．講談社，東京，2009．

8．審良静男、黒崎知博．あたらしい免疫入門－自然免疫から自然炎症まで．講談社，東京，2014．

9．藤田　紘一郎．腸内革命－腸は，第二の脳である．海竜社，東京，2011．

10．藤田　紘一郎．腸内細菌を味方につける 30 の方法－健康・長寿・美容のカギは腸内フローラと腸内細菌（3 版）．ワニ・プラス，東京，2019．

11．大野博司．特殊な腸管上皮細胞，M 細胞の生物学．生化学 83：13-22，2011．

１２．大島茂，渡辺守．腸管免疫と腸管細胞の密接な関わり合い．日本内科学会雑誌 104：81-85，2015.

１３．細野朗，他．小腸と大腸の免疫系細胞応答は部位や腸内環境により異なる特徴をもつ．腸内細菌学雑誌 25：70，2011.

１４．金井隆典．腸内細菌と疾患　１）腸内細菌と消化管疾患．日本内科学会雑誌 105：1695-1700，2016.

１５．種本俊，他．腸内細菌と免疫の関わり．日本臨床免疫学会会誌 40：408-415，2017.

１６．黒岩豊秋，他．酪酸菌（Clostridium butyricum MIYAIRI 588 株）による腸管病原菌抑制作用．感染症学雑誌 64：257-263，1990.

１７．鈴木正之．ダンベルエクササイズ．筋肉・骨格・関筋づくりの為の筋力トレーニング．NDEA ニューダンベル体操協会，名古屋，2012.

１８．サンドロビッチ・ヤバ子（原作）、ＭＡＡＭ（作画）．ダンベル何キロ持てる？（１〜９）．裏少年サンデーコミックス，小学館，東京，2016〜2020.

１９．下村吉治．分岐鎖アミノ酸の調節機構．日本栄養・食糧学会誌 65：97-103，2012.

２０．T C Welbourne. Increased Plasma Bicarbonate and Growth Hormone After an Oral Glutamine Load. Am J Clin Nutr 1995; 61: 1058-1061.

２１．Wischmeyer PE. Glutamine and heat shock protein expression. Nutrition 2002; 18: 225-228.

２２．Kim M & Wischmeyer PE. Glutamine. Singer P ed: Nutrition in Intensive Care Medicine: Beyond Physiology. World Rev Nutr Diet. Basel,

Kargar, 2013, vol 105, pp 90-96.

２３．石井直方．骨格筋－その神秘と可塑性．臨整外 50：839-844,
2015.

２４．眞鍋康子．内分泌器官としての骨格筋．実験医学 32：1346-1352,
2014.

２５．眞鍋康子．マイオカインは運動模倣薬となるか？ YAKUGAKU
ZASSHI 138：1285-1290, 2018.

２６．大内乗有, 大橋浩二．マイオカインの研究に関する最近の話題．
最新医学 71：1208-1212, 2016.

２７．藤井宜晴．運動は第 2 の「くすり」－健康は肌肉でつくる．
HEALTHIST 239：2-7, 2016.

２８．古市泰郎, 藤井宜晴．マイオカインによるサテライト細胞の制
御機構．基礎老化研究
40：27-33, 2016.

２９．中牟田誠, 国府島庸之．マイオカインと肝．医学のあゆみ 250：
539-540, 2014.

３０．中牟田誠, 国府島庸之．サルコペニアの分子機序．栄養－評価
と治療 31：278-280, 2014.

３１．杉本研．サルコペニアにおける骨格筋ミトコンドリア機能と
Myokine の意義．日老医誌 49：199-202, 2012.

３２．薬師寺洋介, 他．運動療法とマイオカイン．Diabetes Frontier 25：
381-285；2014.

３３．赤堀貴彦, 木下浩之．ヒト血管と酸化ストレス．循環制御 36：
164-167, 2015.

３４．田中芳明，他．酸化ストレスと抗酸化療法．日本静脈経腸栄養学会雑誌 31：3-12，2016．

３５．灰田宗孝．老化．東海大学医療技術短期大学総合看護研究施設論文集 24：31-38，2015．

３６．伊藤要子．からだを温めると増える HSP が病気を必ず治す．ビジネス社，東京，2005．

３７．伊藤要子．ヒートショックプロテイン 加温健康法．法研，東京，2013．

３８．伊藤要子，他．温泉・温熱の先端科学をリハビリテーションへ．Jpn J Rehabil Med 2011; 48: 15-20.

３９．伊藤要子．ヒートショックプロテイン（HSP70）の魅力．日温気物医誌 77：222-226，2014．

４０．内藤久士．細胞レベルでストレス応答－ストレスタンパク質の発現と機能．体力科学 53：455-460，2004．

４１．中野信子．脳内麻薬 人間を支配する快楽物質ドーパミンの正体．幻冬舎，東京，2014．

４２．米田幸雄．グルタミン酸の神秘．ファルマシア 51：1125-1127，2015．

４３．中瀧理仁，大森哲郎．統合失調症におけるグルタミン酸・GABA の動態．日本生物学的精神医学会誌 24：145-152，2013．

４４．ショーン・スティーブンンソン（花塚恵訳）．SLEEP－最高の脳と身体をつくる睡眠の技術．ダイヤモンド社，東京，2017．

待望の感染防御法，発見！！！
免疫力アップの最強アミノ酸！　グルタミン

2020 年 9 月 20 日　初版第一刷発行

著者　　　柿﨑　裕彦
発行所　　ブイツーソリューション
　　　　　〒466-0848 名古屋市昭和区長戸町 4-40
　　　　　電話　　052-799-7391
　　　　　ＦＡＸ　052-799-7984
発売元　　星雲社（共同出版社・流通責任出版社）
　　　　　〒112-0005 東京都文京区水道 1-3-30
　　　　　電話　　03-3868-3275
　　　　　ＦＡＸ　03-3868-6588
印刷所　　藤原印刷